50歳を過ぎたらダイエットしてはいけない

メタボの嘘と
肥満パラドックスの真実

灰本クリニック理事長／医学博士
灰本元

文藝春秋

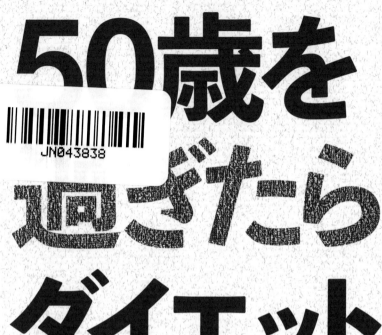

50歳を過ぎたらダイエットしてはいけない

メタボの嘘と肥満パラドックスの真実

目次

はじめに

年に一度に行われる会社の健康診断。最近、一段と丸くなったお腹にメジャーをぐるりと巻かれる。86㎝。去年よりも2㎝増えている。85㎝以上はメタボリックシンドロームだったはずだから——これで自分も立派な「メタボ」だ。少し体重を減らさないといけない。駅ではエスカレーターをやめて階段を使うか。帰りは一駅手前で降りて歩けば少し運動になるかもしれない。それからランチの定食は唐揚げをやめて焼き魚にして、ごはんを残すようにすれば少し痩せるか——。

中年と呼ばれる年齢を迎えると誰でも自分の体重が気になります。理由は「健康」です。太ると「メタボ」と蔑まれ、そんなお腹じゃ長生きできない、痩せないと病気になる、そういった声が周囲から聞こえてきます。

ところで、そもそも「メタボ」とは何なのでしょうか。

「メタボリックシンドローム」(以下、基本的にメタボと表記します)は、一般には腹囲がある基準(男性85㎝、女性90㎝)を超えることとして理解されることが多いのですが、日本の診断基準では、内臓脂肪型肥満に加え、高血糖・高血圧・脂質異常症のうちふたつを発症している状態のこととされています。太っていて、さらに血糖が高い、血圧が高い、脂質異常症のうちどれかふたつがあると判定された人ということです。

国は2008年、40歳から74歳の医療保険加入者を対象に、特定健診（糖尿病等の生活習慣病に関する健康診査）を義務付け、ここで「メタボ」またはその予備群と判定された人には保健指導を行うことにしました。糖尿病、高血圧、脂質異常症などの生活習慣病の患者が増え、それに伴って心筋梗塞も増加して医療費を食いつぶすことになるという理由です。

国からの号令のもと始まった健診を通して、メタボは病気の原因、不健康の元凶になりました。今やちょっとでも太ったら、「もっと痩せろ」「痩せないと長生きできないぞ」と言われることが常識です。

だからこそわれわれはメタボにならないようにお腹まわりを気にしているのです。

50歳を過ぎたらダイエットしてはいけない

しかし、実はこの「メタボ」には科学的な根拠がない、と言ったらあなたはどう思うでしょうか？

多少、太っていることは悪くない、むしろ中年を過ぎて痩せているほうが死亡リスクは大きい。さらにいうと、50歳を過ぎたら普通の人はダイエットをしてはいけない。長生きしたいなら無理に痩せるより、お腹に脂肪を蓄えたほうがいい、と聞いたら？

「健康に関して、痩せるのは善、肥満は悪」というのが、われわれが今まで信じてきた常識でした。

ところが、この15年ほどでこの常識を覆すデータが積みあがっています。

少々太っている人、小太りの人のほうが痩せている人よりも死亡するリスクは低いということがわかってきたのです。さまざまな調査、分析を通じ、痩せていても太っていてもいろいろな病気になるが、生き延びるのは小太りの人で痩せている人は早死にする、というのがはっきりしてきました。

これを「肥満パラドックス」といいます。

パラドックスというのは「逆説」、つまり、一般的に信じられていることに反する真理のことです。

「痩せイコール健康」と思ってきたわたしたちにとって、太っているほうが健康、長生きというのはまさに「パラドックス」といえるでしょう。

肥満は脳出血や脳梗塞の原因である高血圧になりやすくなります。また、善玉（HDL）コレステロールと中性脂肪を悪化させ、糖尿病にもなりやすく、その結果、血管を詰まらせて心筋梗塞を引き起こします。確かに肥満は心筋梗塞や糖尿病などのさまざまな病気を招く。それなのに長生きするのは痩せよりも小太りなのです。それはどうしてでしょうか。

今でも多くの小太りの人が特定健診で「メタボ」と判定され、食事制限などで「痩せるように」と指導を受けています。痩せは小太りよりも早死にするにもかかわらず、です。これは大げさにいえば、たくさんの命が危険に曝されていることになります。

本書を読んでいただければ「肥満パラドックス」をしっかりと理解し、もう無意味な「メタボ」に振り回されることがなくなるはずです。

メタボと言われたからといって、無理してダイエットする必要もありません。小太り程度がいいのです。

肥満パラドックスこそが「科学の成果」である

本書の内容は以下のような流れで健康の新常識である肥満パラドックスをやさしく解説していきます。

第1章では「肥満パラドックス」とはどういうものかその大枠をご説明します。

第2章では「メタボリックシンドローム」がなぜ間違っているのかをエビデンスに

基づいて検証します。

第3章では肥満パラドックスとは何なのか、本当に痩せているより小太りのほうが長生きなのかを詳細に解説します。

第4章では癌、心血管疾患、脳血管疾患、肺炎を含む呼吸器疾患など死に直結する重大な疾患、それに糖尿病についても肥満パラドックスが成立することをデータをもとに提示します。

第5章ではあらゆる「痩せ」はだめなのかを検討します。スポーツをして健康的な生活を送っている痩せた人をどう考えたらいいのでしょうか。そういう人も太ったほうがいいのでしょうか？

第6章では人生においての理想体重の変化について考えます。「肥満パラドックス」が成り立つとして、では子供の頃からずっと太っていていいのか？ いつから痩せるのが危険になるのか？

第7章では年齢を重ねて痩せている人がどうやったら太れるのかを考えます。太ることで病気と闘うことができるということがご理解いただけると思います。

痩せも肥満もいろいろな病気になるが、生き延びるのは小太りで痩せは早死にする。

確かに、このパラドックスは今までの医学の常識を覆しています。

免疫療法という新たな癌治療法への道を切り拓いて2018年にノーベル賞を受賞された本庶佑《たすく》先生は「自然科学の進歩とは常識を覆すことだ」とおっしゃっています。医学者にとって、この言葉はバイブルといってもいい響きがあります。

常識を覆すのが自然科学の進歩の本質なら、今やメタボではなく、肥満パラドックスこそが自然科学の成果なのです。

「メタボ」に一喜一憂するのはもうやめましょう。健康のため、と信じて無駄なダイエットに時間と労力、気力を割く必要もありません。

この本が、みなさまが少しでも長く、人生を謳歌する一助になれば大変うれしく思います。

医療法人芍薬会　灰本クリニック理事長　医学博士　灰本　元

第1章　小太りが長生きするとはどういうことか

わたしは１９９1年、愛知県名古屋市に隣接した人口30万人の春日井市に内科クリニックを開業しました。現在の医院の常勤スタッフは医師２人、看護師7人、臨床検査技師２人、放射線技師３人、管理栄養士２人、事務5人です。外来診療だけの医療機関としては大きいほうだと思います。

胃・大腸内視鏡検査、造影ＣＴ検査、腹部・心臓・頸動脈・関節などのエコー検査、ほとんどの緊急的な血液検査の設備が院内に整っているので、春日井市内だけでなく名古屋市内など近隣の市街からも多くの患者さんに来ていただいています。高血圧や糖尿病の患者さんは特に多く、高血圧は２０００人、糖尿病は１３００人が通院しています(1)。

これだけの患者さんがいると、消化器疾患（胃・腸・肝臓・胆のう・膵臓）や急性心筋梗塞・心不全などの心血管障害、肺気腫・肺炎などの呼吸器疾患もたくさん診ることになります。一方、わたしは若い頃、癌の病理診断に携わっていたので、診察する中で年間70〜１００人の癌を見つけており、治療開始5年以内の癌患者さんが毎月

３００人も通院しています。

当院からの総合病院への救急搬送も少なくありません。癌や心臓の術後や抗癌剤治療中の患者さんはがんセンター、大学病院、市民病院、ハートセンターなどと当院で併診する場合も多くなっています。

開業以来32年間、わたしが見続けた患者さんは膨大な数に及び、一般的な内科開業医の数倍の臨床経験をしてきたと思います。

いったい健康とは何だろうか？

診察を続ける中で、残念なことですが、多くの患者さんを見送ってきました。それまで元気だったのに体調が悪化して短い期間で亡くなってしまう患者さんもいますし、病気とうまく付き合いながらゆっくりと最後の時を迎える患者さんもいます。

「いったい健康とは何だろうか？」ということを常に考えざるをえません。

もちろん病気も怪我もせず、元気に長生きというのが一番の「健康」でしょう。そのために日々の食事に気を配り、適度な運動を続け、ストレスを少なく過ごすことには大きな意義があります。ただ、そうした生活を送れば絶対病気にならない、ということではありません。年齢を重ねれば、人間の体はあちこちにガタがくるものなのです。

メタボが深く関係している糖尿病などの生活習慣病や心筋梗塞にさえならなければ癌によって早くに死んでもかまわないというのは「健康」といえるのでしょうか。

一方、糖尿病や高血圧とうまくつきあいながら、70歳、80歳と元気に過ごされる方もいます。病気をなだめすかして長生きするというのは「不健康」なのでしょうか。

医療にたずさわる中で、わたしは、特に年齢を重ねてからの健康とは次の3点に集約されるのではないかと思い至りました。

・80歳までに日本人の死因1位でその3割以上を占める癌、それに肺炎や脳梗塞、心筋梗塞も発症しない[2]。

・不運にしてこれらの病気になったとしても少なくとも80歳近くまで生き延びる、あるいは自分の両親の寿命を1歳でも超える。

・認知症にならず家族に迷惑をかけない。

病気にならないのがもちろんベスト、しかし、なったとしても生き延びる、そして生き延びる中で認知症にならないようにしたい、ということです。

では、こうしたことを実現するのに、どういう生き方をすればいいのかを主に体重という視点から考えるのが本書です。

読み進めていただければ、現在、広く行われている「メタボ健診」には科学的根拠がなく、「肥満パラドックス」こそがわれわれにとって「新しい健康の指針」になりえるということがご理解いただけると思います。

生き延びるのは小太りで痩せは早死にする

まず、みなさんに「肥満パラドックス」のイメージをつかんでいただこうと思います。

太っているほうが痩せているより「健康」というのはどういうことなのか。

肥満パラドックスとは、簡単にいえば、「痩せも小太りもいろいろな病気になるが、生き延びるのは小太りで痩せは早死にする」ということです。

これまでは、痩せているほうが健康、太るのは不健康というのが常識でした。

それなのに、実は太っているよりも痩せているほうが死ぬ可能性が高くなる、とい

BMIからみた従来の痩せ、小太り、肥満

BMI＝体重(kg)÷身長(m)÷身長(m)

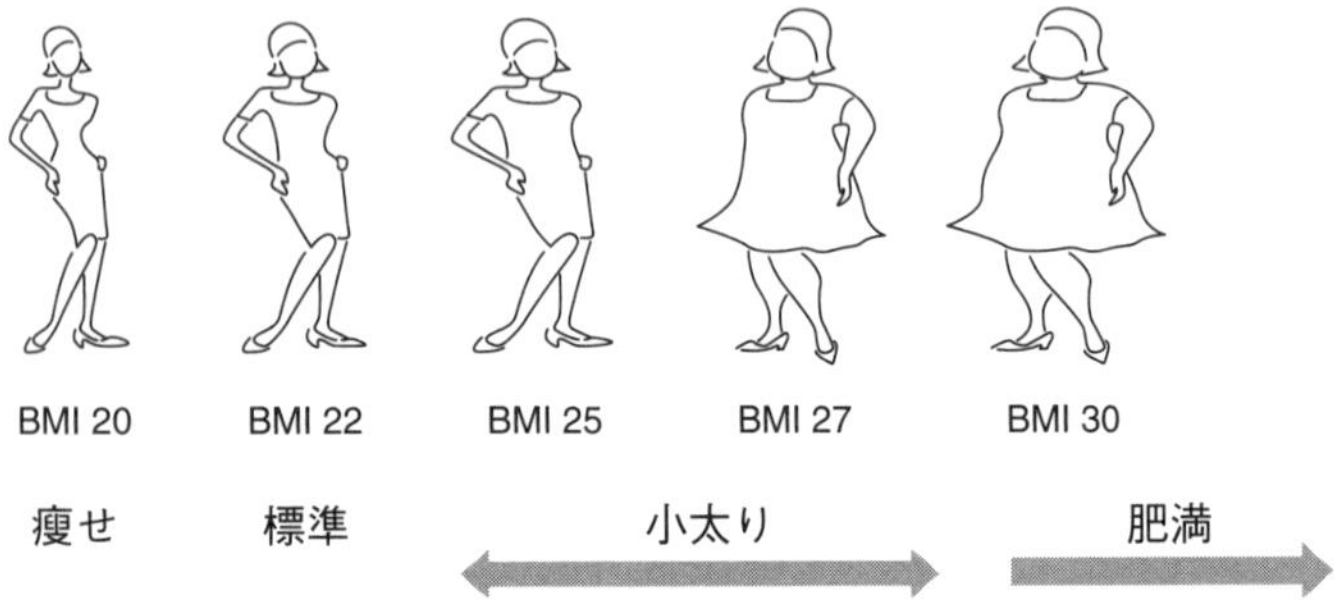

図1

うのはちょっと信じられないと思います。

この後、肥満パラドックスについてご説明していきますが、この本では太っているのか、痩せているのかを体重ではなく、ＢＭＩという数字で考えます。

「ＢＭＩ」はテレビや新聞、雑誌でも普通に使われますし、だいぶ一般的な言葉になってきたのでご存じの方も多いかもしれません。

「ＢＭＩ」は「Body mass index」の頭文字を並べたものです。「Body mass」とは体格という意味で「index」が指数、指標ですから、体格指数、肥満度指数といった意味になります。肥満の程度を示す数字という理解でいいと思います。[3]

詳しい計算方法含め、ＢＭＩについては後ほど改めてご説明しますが、図１の

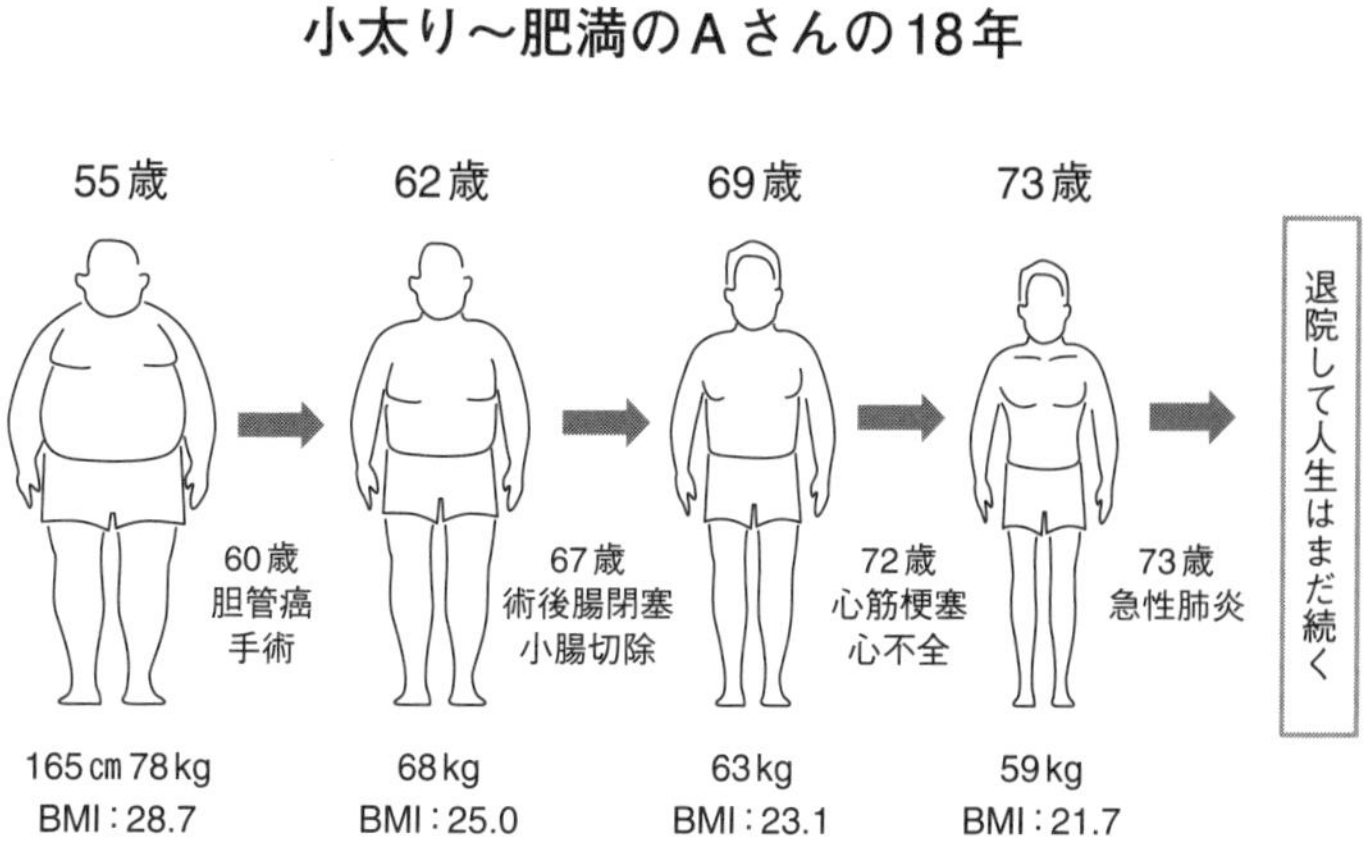

図2

ように、20以下だと痩せている、25以上で小太り、30以上で肥満、という印象だと思ってください。

具体的な数字でいうと、例えば、身長が160㎝で体重51kgだとBMIは約20、64kgでBMI25、76kgならBMI約30です。

対照的なふたりの人生

最初に、対照的な2人の症例を見ていただきます。そこから「健康」とはなにかを考え、肥満パラドックスのイメージをつかんでいきましょう。

図2を見てください。

Aさんは、55歳。検診で毎年メタボと言われてなさけない思いをしていました。身長１６５㎝、体重は78㎏でＢＭＩは28・７。お世辞にもスタイルが良いとは言えません。これは小太りから肥満に近づいています。糖尿病、高血圧、高コレステロール血症と３つの生活習慣病を抱えそれぞれの薬を飲んでいました。

医師から糖尿病患者は癌になることが多いと言われていましたが、その通り、定年直後の60歳で胆管癌の大手術（十二指腸、胆管・胆嚢、膵臓の一部を切除）を受け、体重は10㎏も減りました（ＢＭＩ25・０）。運良くステージ２だったので無事に５年が経過しました。

幸か不幸か、瘦せたので健診ではメタボとは言われなくなりました。術後にしばしば腹痛があったのですが、７年後に強い腹痛と嘔吐が数日続き、そのまま救急搬送となりました。原因は前回の手術による小腸の癒着でした。点滴では治らず、開腹して癒着部を切り取りました。この２週間の入院で体重は63㎏に減ってしまいました（ＢＭＩ23・１）。

その後、長年の３つの生活習慣病がたたって72歳の時に心筋梗塞で再び救急搬送、心筋のダメージが強かったので心不全による呼吸困難になり、肺に水も溜まり、３週間の入院となりました。退院したときはかなりやせ細ってしまいましたが、それでも体重は20歳のときの体重と同じ59㎏を保っていました（ＢＭＩ21・７）。

退院１年後の冬、やや重い急性肺炎と診断され、４度目の入院となりました。わたしは医院から救急車で搬送されるときに「絶対帰って来られるからがんばって」と送

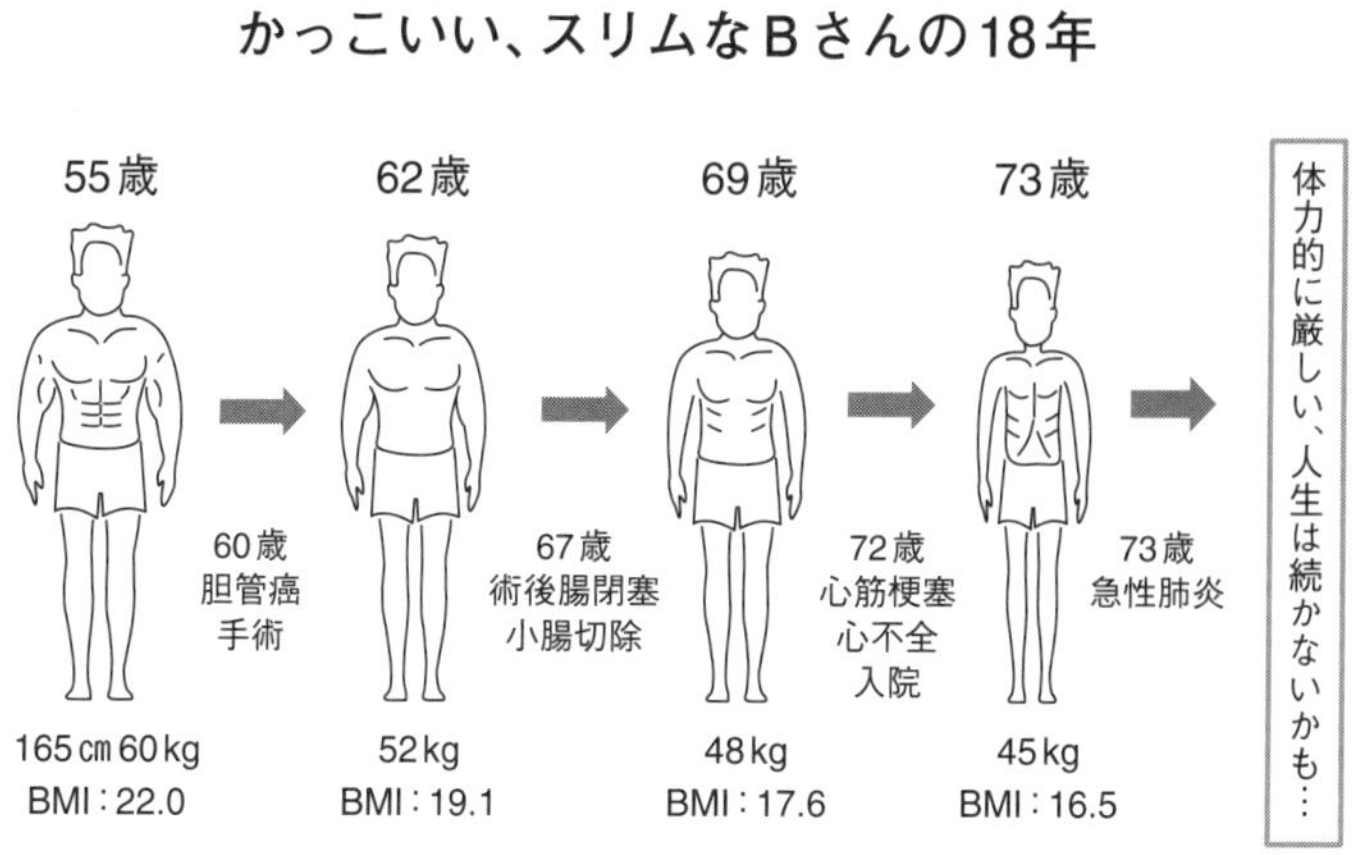

図3

り出しました。Aさんは無事、２週間後に退院できました。

一方のBさんの人生は図３です。Bさんは、55歳のとき、１６５㎝、60kg、BMI22・０のスリム体型。筋肉質で毎日10㎞のジョギングを日課としていました。親が糖尿病だったこともあって軽症の糖尿病と高コレステロール血症、高血圧の３つの生活習慣病を抱えていましたが、服薬は高血圧薬だけで済んでいました。

その後の経過はAさんと同じです。60歳のとき、胆管癌の手術を受け、その７年後に腸閉塞の手術も受けました。62歳で体重は52kg、そして69歳で48kg（BMI17・６）と減ってしまい、往年の見る影もなくやせ細りフレイル（老いて痩せ、筋力も体力も気力も衰えた）状態となりました。

その後、Aさんと同じく糖尿病と高コレステロールが重なって72歳で心筋梗塞と心不全を発症。73歳では体重が45kg（BMI16・5）まで低下、人生で経験がないほどの低体重となり、体力も気力もますます落ちこみました。

そして73歳で急性肺炎により救急搬送。わたしは「がんばって絶対に帰ってきてね」と医院から送り出しましたが、心の中では、もしかしたらこのまま……と案じていました。残念ながら悪い予想はあたり、Bさんは重症化してICU管理となり、そのまま亡くなりました。

健康とは病気にならないことなのか？

2人の経過からみなさんは何を感じ取るでしょうか？

スリムだったBさんは小太りのAさんと比べて健康だったと言えるでしょうか？もっと生きたかったと思ったのではないでしょうか？

糖尿病になり、Aさんは多少、食べるものが制限されたかもしれません。そのかわり定年を迎えてから趣味を思う存分楽しみ、あちこち旅行へも出かけました。入院では多少、お金もかかりましたが、孫たちに囲まれて喜寿のお祝いもしてもらいました。

癌との闘病の中で、恰幅のよかった体は徐々に小さくなっていきましたが、自分に残された時間が長くないかもしれないと悟りながら、人生の最後の日々を過ごしています。

Ｂさんは太らないように気を使いますが、年齢とともに体重は落ちにくくなり、ジョギングやダイエットを繰り返します。腰痛などの不調はあるものの、幸い、大きな病気とは無縁です。しかし、定年を迎え、これからは自分の時間を、と思った矢先、胆管癌と診断され手術を受けます。大きな手術で体重が大きく減って、その後、腸閉塞、心筋梗塞と心不全と病気が重なる度に、痩せ衰え、最後は急性肺炎によってあっという間に亡くなってしまいました。

わたしの外来ではこのような対照的な患者さんがしばしば見受けられます。健康とは「糖尿病や心筋梗塞にならないこと」だけなのでしょうか。それとも、そうした病気を乗り越えて生き延びることなのでしょうか。

「肥満パラドックス」のイメージはなんとなくつかんでいただけたと思います。ただ、今までの常識とは異なるため、本当にこんなことが誰にでも起こり得るのか、この２人が極端な例なのではないかと思われるかもしれません。この後、肥満パラドックスは本当に成り立っているのか、さまざまな角度から科学的に検証していきます。

たとえば、ＡさんとＢさんの闘病を科学的に理解するためには、糖尿病におけるＢＭＩと総死亡の関係、糖尿病に多い肝臓、胆管、膵臓、大腸などの癌を生き延びるために最適なＢＭＩ、心筋梗塞や心不全で有利なＢＭＩ、急性肺炎でのＢＭＩと死亡リスクの関係などを理解する必要があります。

総死亡というのはあまり聞きなれない言葉かもしれませんが、この本で総死亡、あるいは単に死亡という場合は、あらゆる死因による死亡を意味しています。病気だけでなく事故、自殺も含みます。

こう書くと難しそうですが大丈夫です。世界中で積みあがっている研究の成果を、みなさんにきちんと納得いただけるよう、かみ砕いてご説明していきたいと思います。

また、メタボは間違っている、とわたしは繰り返していますが、まだメタボ健診を行っている医師もたくさんいます。多くの医者が間違ったことを信じ続けているなんていうことがあるのか、メタボが間違っている、というわたしの主張こそが間違っているのではないか、という方もいると思います。わたしがメタボは間違っていると確信している理由もきちんとしたエビデンス（証拠）をもとに解説していきます。

「逆Jカーブ」のグラフ

さて、「小太りの人のほうが痩せた人よりも長生きする」という「肥満パラドックス」は本当なのか？　論より証拠です。これまで発表されてきたさまざまな研究を見

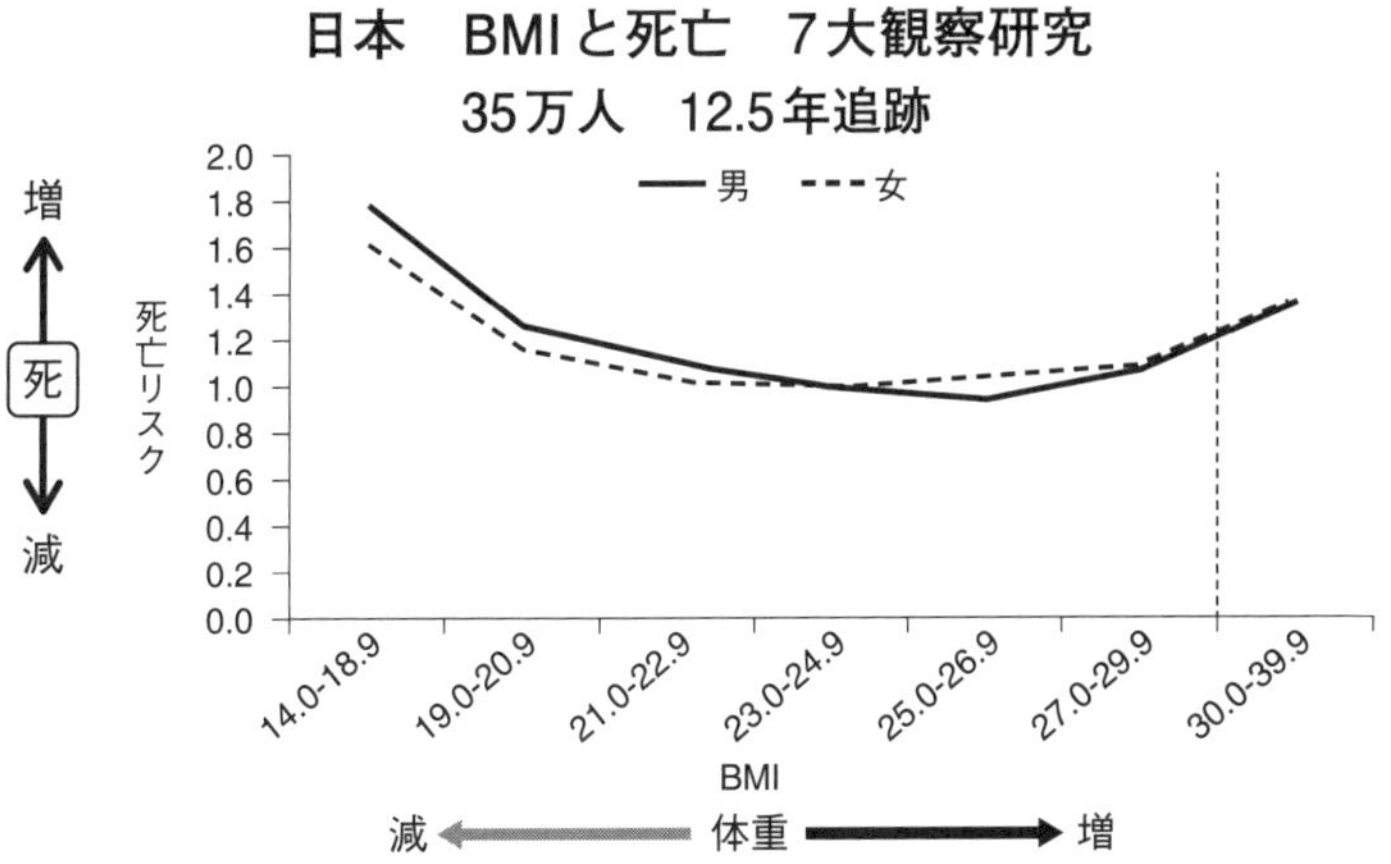

図4

Sasazuki S. et al. J Epidemiol 2011を基に作成

ていきましょう。

なお、この本に登場する研究やそのグラフは、第6章の一部を除いて、ほとんどすべてが40歳以上の中高年や患者を対象としていることを心得ておいてください。

それでは図4を見てください。[4] 中年〜高齢の日本人約35万人（男性約16万人、女性約19万人）をBMI別に分けて、そのうちどのくらいの人が亡くなったのか、平均12年半にわたって追跡したグラフです。2011年に発表されたこの研究では、日本の7つの大規模な研究（ひとつひとつの研究への参加者は3〜10万人）に参加した住民を統計的にすべて集めて解析しました。この研究は日本では最大規模のもので何度もこの本に出てきますので、「日本7大観察研究」と名付けることにします。

縦軸は死亡リスクです。数字が大きいほど、死亡するリスクが高くなります。

横軸はＢＭＩの数値です。数字が大きくなるほど太っていることを示しています。

グラフを見てください。真中よりちょっと右側が底になっていて、両端、特に左端が急激なカーブを描いています。

底になっている部分が一番死亡リスクが低いので、長生きということになります。ＢＭＩの数字を見ると、男性はＢＭＩ23・0〜29・9、女性は21・0〜26・9あたりですね。さきほどＢＭＩ25前後は小太りの印象だとお伝えしたように、男女ともに小太りとされる人が一番長生きということになります。

では痩せているとどうでしょうか。ＢＭＩ21・0未満を見てください。痩せれば痩せるほど死亡リスクは急激に上がっていきます。早死にするということです。

一方、ＢＭＩが30を超えたかなり立派な肥満を見てみても、ＢＭＩ19・0未満ほどグラフは上がっていきません。痩せた人よりも立派な肥満の人のほうが長生きということになります。

つまり、一番長生きなのは小太りの人たち。次にＢＭＩが30以上の肥満（大太り）で、一番死亡リスクが高いのは痩せた人、それも痩せれば痩せるほど死亡リスクはどんどん上がっていくということになります。

これが「肥満パラドックス」です。

繰り返しになりますが、日本人で統計学的に死亡リスクが低いのは男性でBMI23・0〜29・9、女性で21・0〜26・9。これはこの本で一番重要な数字ですのでぜひ覚えておいてください。

われわれはさんざん、医者に痩せろ痩せろ、太ったら不健康だと言われてきましたが、常識に反して、真実は「痩せると危ない」だったのです。

痩せれば痩せるほど死亡リスクが上がり、太ってもそれほどリスクは上がらない。死亡リスクとBMIのグラフは「逆Jカーブ」（ひらがなの「し」のかたちです）を描きます。

さらにいうと、日本人でBMIが30を超えるのは全体の数%。[4]せいぜい30人に1人です。ですから、普通の人はBMI30以上を考える必要はありません。図4にはBMI30のところに点線を書きましたが、点線の左側、つまり大部分の日本人が属するBMI30以下のグラフを見ると、「逆J」はよりはっきりして、痩せの危険性がわかるはずです。

この「逆J」のグラフは本書で繰り返し登場します。痩せると危ない、太ってもリスクはそれほど上がらないという肥満パラドックスを代表するグラフの形ですので覚えておいてください。

3000万人規模の研究でも

瘦せているほうが亡くなる危険性が高いというのはどう考えてもおかしい。これは何か調査が偏っていたのではないか、という疑問を持つ方もいると思います。

しかし、この研究は「プール解析」といって、いくつか（この場合、7つ）の研究のデータを統合したものなのです。たとえば、Aという研究に少し偏りがあったとしても、その他B〜Gの研究と合わせて全体の調査した数を増やせば、その偏りは吸収されてしまいます。

いや、この研究の35万人ではまだ少ない、もしかして日本人が特別なんじゃないか、と粘る人は次ページのグラフを見てください。

今度は全世界で3000万人を対象にした研究です（図5）[5]。これは世界中で発表された230もの研究を統合して分析したものです。プール解析と違って、データをそのまま統合したものではありません。多くの研究結果を統計的に処理したものでメタ解析といい、多くの研究を集め、その参加人数や特性によって重みをつけて統合的に解析します[6]。たとえば1万人を10年追跡した研究Aと10万人を20年追跡した研究Bがあったら、ふたつを同じように扱うのではなく、重要度が高いBに重みをつけて解析するのです。ひとつの研究だけを見る場合と比べて信頼性は格段に上がります[6]。

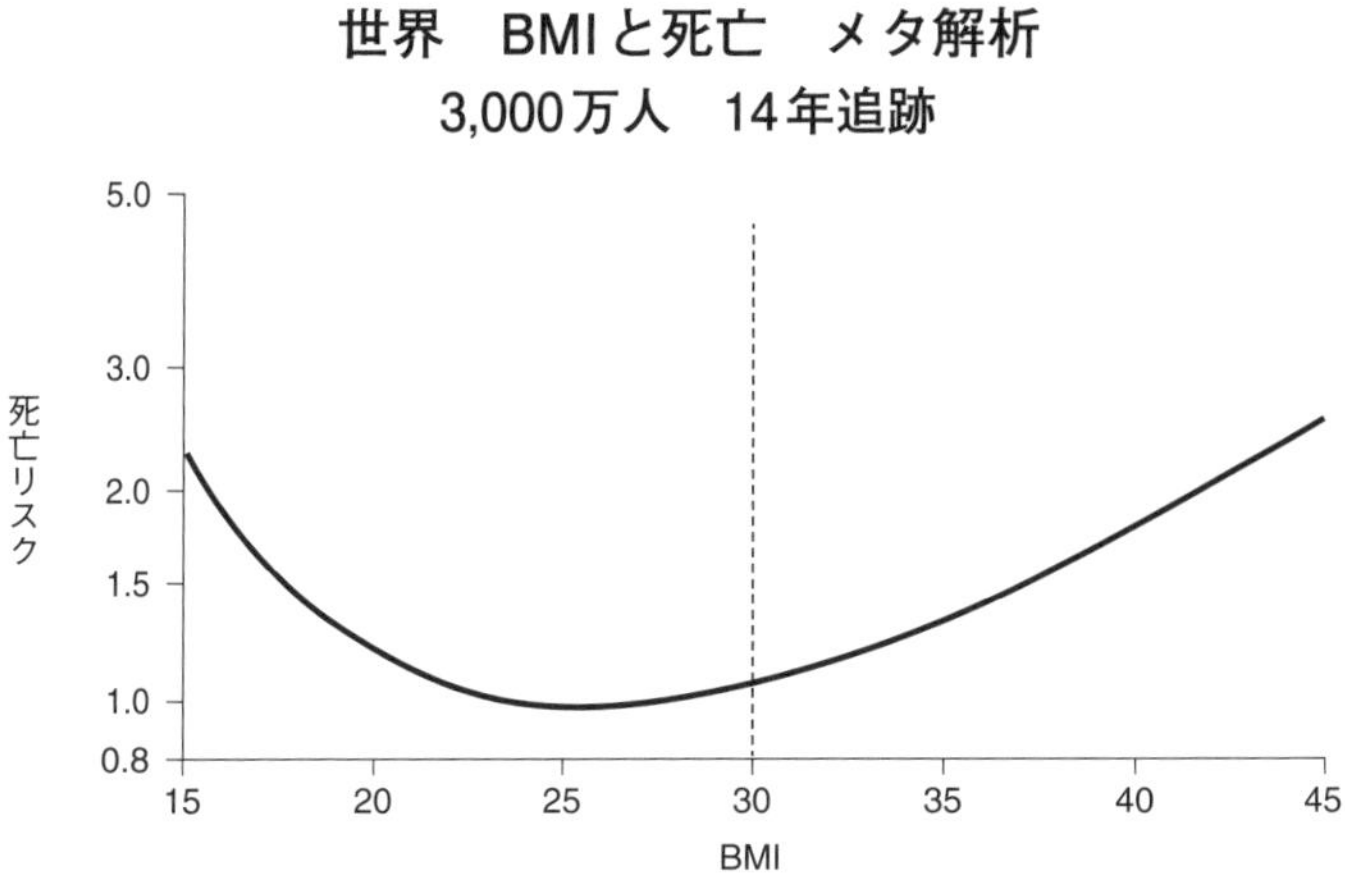

図5

Aune D. et al. BMJ 2016を基に作成

グラフは、さきほどと同じような逆Ｊカーブを描いています。やはり痩せは死亡リスクが高く、小太り〜肥満が一番リスクが低くなっています。

ここでもわかりやすくＢＭＩ30にラインを引きました。日本人でＢＭＩ30以上の人は少ないので、ラインの左側を見ていただくと、逆Ｊカーブがよりはっきりします。

これは決定的な研究ですが、それでも信じられない方にまったく別の視点からの研究をご紹介します。

一卵性双生児でも

一卵性双生児約４０００組を平均約12年間追跡したものです[7]（図６）。一卵性の

スウェーデン　一卵性双生児のBMIと死亡
約4,000組　平均12.4年追跡

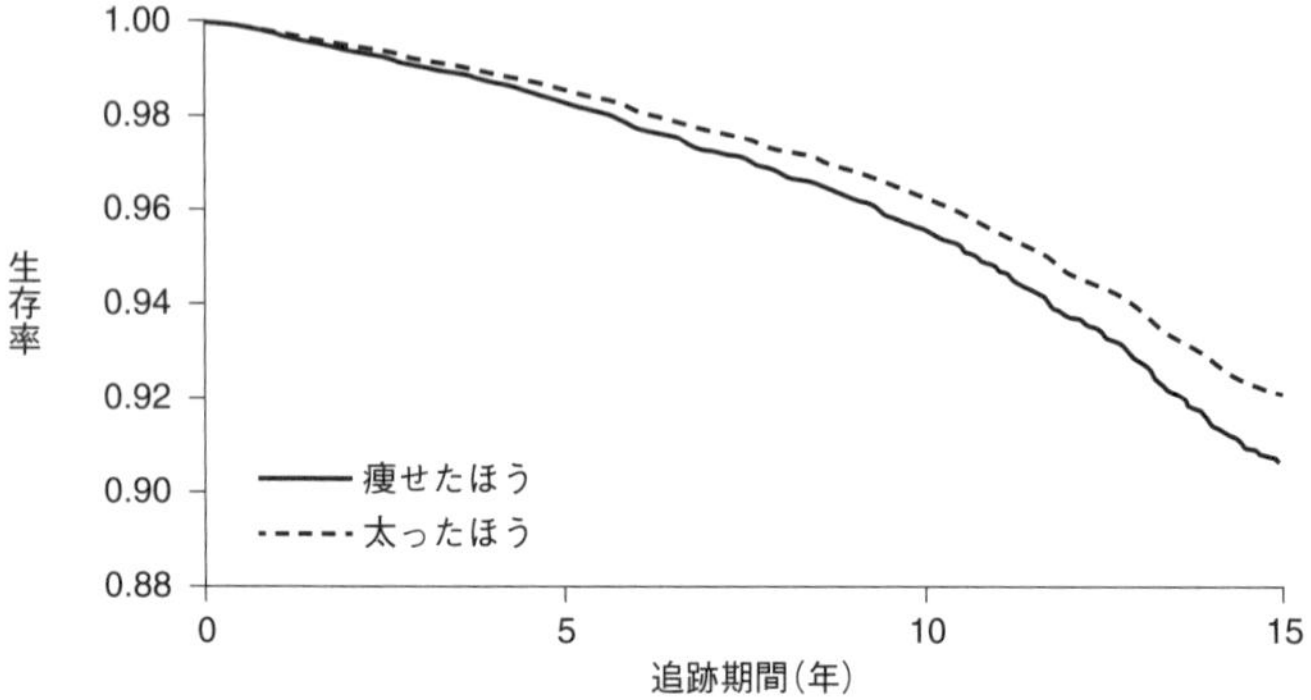

図6

Nordstrom P. et al. JAMA Intern Med 2016

双子はご存じのように遺伝子がまったく同じです。そのため、太るか痩せるかは体質ではなく、環境によります。ある環境で片方がより太ったとき、死亡リスクはどうなるのか？

太ったほうが長生きだとしたら、少なくともその原因の一部は太ったこと、つまり脂肪にあると考えてもいいでしょう。

グラフを見てみます。これまでのグラフとはちょっと見方が違います。

縦軸は生存率、つまり生き残った人の割合、横軸は追跡期間、経過した年数です。一番左が調査スタート、右が15年後、どのくらいの人が生き残っているか、です。

追跡を開始したときの平均年齢は57・6歳。点線は双子のうち太ったほうで平

均ＢＭＩは25・6、実線は痩せたほうでＢＭＩ23・9でした。運動習慣、喫煙などの生活習慣の違いでこの差が生まれたと考えられます。

グラフ左端、追跡し始めでは点線と実線は重なっていますが、年数が経ち右に行くほどグラフは上下に別れます。上にある点線の生き残っている数が多いということです。

平均追跡期間の12・4年後を見ると、４０４６組のうち、太ったほうは５５０人が、痩せたほうは６３３人が亡くなりました。双子のうちより多く生き残ったのは太ったほうだったのです。

社会的地位、収入、喫煙、運動習慣、アルコール依存症の有無、糖尿病の有無、心筋梗塞・脳卒中・癌の既往などの要素を統計的に考慮してもやはり痩せよりも太ったほうの死亡リスクが低いという結論でした。

やっぱり太っているほう（ＢＭＩ25・６ですからまさに小太りといえるでしょう）が長生きなのです。

日本人を対象にした研究、世界中を対象にした３０００万人の大規模研究、遺伝子の同じ双子を対象にした研究、すべてで小太りが長生き、痩せると死亡リスクが高くなりました。これが「肥満パラドックス」なのです。納得していただけましたか？

死亡リスク比とは何か

最後にグラフについて補足説明です。

この説明がなくても肥満パラドックスを理解するにあたってそれほど支障はありませんのでとばしていただいても大丈夫ですが、より詳しく知りたいと思う方、専門的な知識をお持ちの方は読んでいただければ理解が深まると思います。

グラフの死亡リスクというのは、相対リスクです。絶対的な死亡率や死亡数を表しているのではなく、たとえば基準値のＢＭＩ23〜25の人たちを１・０とすると、それに比べて他のＢＭＩではどのくらいリスクが増えるか減るかを示しています。これを死亡リスク比、あるいは相対死亡リスクと呼びます。(6)

言うまでもなく、死亡にはＢＭＩだけでなく、年齢、喫煙、飲酒量、身体活動量、食事内容、癌・脳心血管障害などの既往、高血圧や糖尿病などの疾患を持っているかの有無などさまざま要因の影響を受けます。そのため相対死亡リスクを出すためには、それらの影響を統計学的に考慮して差し引き、ＢＭＩと死亡の関係に絞ります。これを多変量調整相対死亡リスクと呼んでいます。一般的に、ほとんどの研究でこれを用いています。

本書では多変量調整相対死亡リスクを単に死亡リスク（あるいは相対死亡リスク）

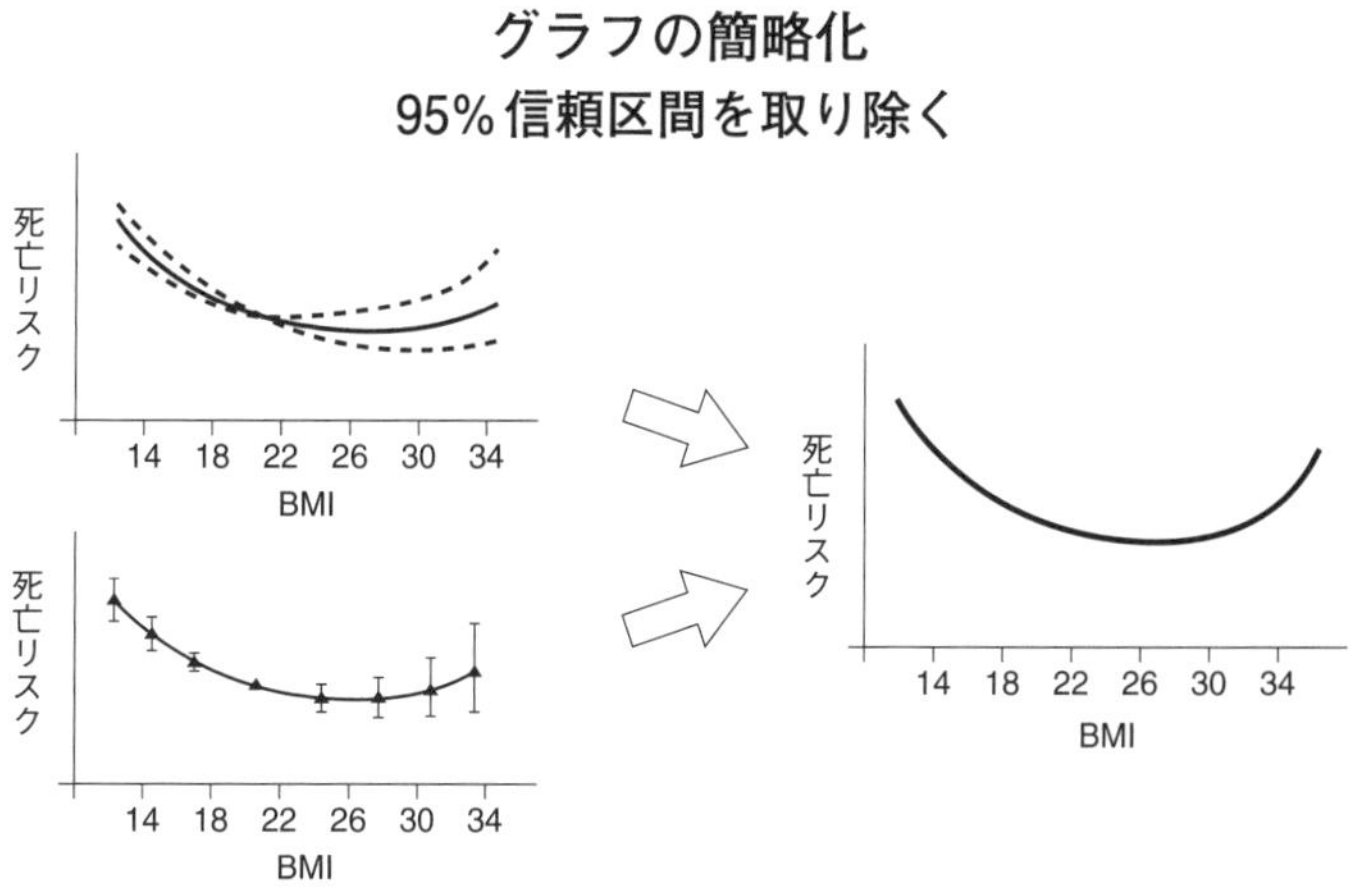

図7

と呼ぶことにします。

　また、研究論文のグラフを見ると、しばしば棒グラフや折れ線グラフの上下に細い線や波線が記入してあります。この上下の線の間を95％信頼区間といい、統計学の考え方なのですが、ざっくりいうと、肥満パラドックスのグラフの場合、ある死亡リスクが95％という高い確率で起こりうる範囲を示しているということです（図7）[6]。一般には、95％信頼区間が小さいほど有用なデータだと考えられ、逆にこの区間が大きくなってその区間に1・0が含まれると統計的に意味をもたなくなります。

　引用した元の論文のグラフには、この95％信頼区間が記入されていますが、小さなグラフで線が多いと見にくくなり一般の方にとってわかりにくくなるので、肥満パラドックスを理解することを優先して、この本では平均値のラインだけグラフに示す方針としました。巻末の参考資料にあたっていただければ、95％信頼区間が記入してある元のグラフを確認することができるので、より深く肥満パラドックスを知りたい方はそちらをご覧いただくことをお勧めします。

「BMI」と「肥満」と「死因」を知ろう

さて、「肥満パラドックス」と「メタボの間違い」についてさらに詳しく解説していく前に、3つほど前もって知っておいていただきたいことがあります。「BMI」、「肥満」、「死因」についてです。

少し煩雑になりますが、この3つについてきちんと知っていただければ「肥満パラドックス」「メタボの間違い」に対する理解がぐっと深まります。

まず、「BMI」です。さきほども少しご説明しましたが、「Body mass index」つまり、体格指数、肥満度指数といった意味になります。肥満の程度を示す数字です。「BMI」の計算式は次のようになります。(3)

ＢＭＩ＝体重（kg）／身長^2（m）

体重÷身長÷身長です。身長はｍ（メートル）にして計算してください。

たとえば、現在、わたしは１６５㎝、63・５kgなので、

ＢＭＩ＝63・５（kg）÷１・65（m）÷１・65（m）＝23・３となります。

ちなみに20歳のとき、わたしはだいたい体重55kgだったのでＢＭＩは20・２でした。

ＢＭＩは数字が大きければ太っていることになるので、20・２から23・３へ数字が大きくなったということは、年齢とともに太ってきたということになります。

なぜこんな計算が必要かというと、体重だけで肥満かどうかは判断できないからです。体重55kgの人がいるとしましょう。身長１８０㎝なら誰がどう見てもかなりの痩せ型ですが、同じ55kgでも身長１５０㎝ならがっちりとした体格になります。体重だけではその人が太っているか痩せているかわからず、その判断には、身長とのバランスがどうなっているのかを考慮する必要があるのです。

では、１８０㎝、80kgのＣ君と１６０㎝、60kgのＤ君はどちらが痩せているでしょうか？　これは身長、体重の数字を見るだけではちょっとわかりません。

そこで、ＢＭＩを計算します。

BMI換算

	40kg	45kg	50kg	55kg	60kg	65kg	70kg	75kg	80kg	85kg	90kg
140cm	20.4	23.0	25.5	28.1	30.6	33.2	35.7	38.3	40.8	43.4	45.9
145cm	19.0	21.4	23.8	26.2	28.5	30.9	33.3	35.7	38.0	40.4	42.8
150cm	17.8	20.0	22.2	24.4	26.7	28.9	31.1	33.3	35.6	37.8	40.0
155cm	16.6	18.7	20.8	22.9	25.0	27.1	29.1	31.2	33.3	35.4	37.5
160cm	15.6	17.6	19.5	21.5	23.4	25.4	27.3	29.3	31.3	33.2	35.2
165cm	14.7	16.5	18.4	20.2	22.0	23.9	25.7	27.5	29.4	31.2	33.1
170cm	13.8	15.6	17.3	19.0	20.8	22.5	24.2	26.0	27.7	29.4	31.1
175cm	13.1	14.7	16.3	18.0	19.6	21.2	22.9	24.5	26.1	27.8	29.4
180cm	12.3	13.9	15.4	17.0	18.5	20.1	21.6	23.1	24.7	26.2	27.8
185cm	11.7	13.1	14.6	16.1	17.5	19.0	20.5	21.9	23.4	24.8	26.3

図8

C君のBMI　80（kg）÷1・8（m）÷1・8＝24・7

D君のBMI　60（kg）÷1・6（m）÷1・6（m）＝23・4

C君のBMIが24・7、D君が23・4でD君のほうの数字が小さくなりました。つまり、D君のほうが痩せているだろう、ということがわかります。

14ページの図1を思い出してください。普通の人から見てBMIが20以下なら痩せ、20〜25は中肉中背、25を超えると小太り、30以上で肥満という印象になると思います。

身長、体重ごとの簡易的なBMI換算表を上に掲載しました（図8）。ご自身のBMIのだいたいの数値がわかると思います。正確な数字を知りたい方は先ほどの式に自分の身長、体重をあてはめて計算してみてください。

ＢＭＩは信頼できるのか？

ここでまず、気になるのはＢＭＩが信頼できるのか？　身長と体重だけの簡単な計算で太っているのかわかるのか？　脂肪の量がわかるのか？　ということだと思います。

ＢＭＩで計算に使用する体重の数字は、体の中の水分、血液、骨、筋肉など体脂肪以外の要素の重量も反映します。つまり、むくみが強い人やボディービルダーなど筋骨隆々な人などの体脂肪量はＢＭＩにうまく反映できません。そういう人は体脂肪ではなく、水分や筋肉の分だけ体重が重くなり、それでＢＭＩが大きくなってしまうのです。ＢＭＩ値は高いけれど太ってはいない、ということになります。

しかし、これまでの研究でＢＭＩと体脂肪率が例外はあるにせよ、よく相関することもわかっています[8]。

以上のような弱点があるにせよ、太っているのかを誰でも身長と体重の数字を使って手軽に計算できるのはＢＭＩの大きな利点です。

体脂肪量をもっと正確に測定するには水中体重測定法、二重エネルギーX線吸収測定法（DXA法）、インピーダンス法などがありますが、そういった測定にはそれなりの装置が必要になります。少人数の研究なら可能ですが、数十万人規模の大人数の体格を長期間追跡する研究にはまったく向いていません。(9)

BMIは計測、計算が簡単で体脂肪率との相関も認められるため、医学研究の分野だけでなく、一般住民健診、企業の検診、メタボ健診など、世界中で広く使われており、その科学的な価値は確立されているのです。

体格、肥満に関する研究においては、BMIが共通言語になっており、「肥満パラドックス」に関するすべての研究にもBMIが採用されています。

日本の「肥満」は本当に「肥満」なのか？

次に「肥満」です。

肥満とは体内の脂肪組織が増えた状態のことをいいます。脂肪組織とはたくさんの脂肪細胞が集まったものですが基本的に脂肪細胞の数は増えないと考えられているので、肥満の場合、脂肪細胞ひとつひとつが大きくなります。脂肪細胞の主な成分は中性脂肪ですから、肥満とは内臓や皮下に中性脂肪からなる肥大した脂肪細胞（組織）

BMIによる肥満の定義

BMI	日本肥満学会による判定	WHO基準
18.5未満	低体重	低体重
18.5以上25未満	標準	標準
25以上30未満	肥満１度	前肥満（過体重）
30以上35未満	肥満２度	肥満Ⅰ度
35以上40未満	肥満３度	肥満Ⅱ度
40以上	肥満４度	肥満Ⅲ度

図9

日本肥満学会 肥満症診療ガイドライン2016を基に作成

をため込んだ状態ということになります。

では、どの程度太ると肥満と判定されるのでしょうか？

日本では日本肥満学会がＢＭＩの値を、低体重（痩せ）、標準、肥満１〜４度の６段階で評価しています。図９のようになります[10]。

この表にあるように、ＢＭＩ25以上だと肥満と判定されています。

身長１５０㎝なら体重57㎏、１６０㎝なら64㎏、１７０㎝なら73㎏でＢＭＩ25です。

このくらいの人はあなたの周囲にもざらにいるのではないでしょうか。おそらく見た印象は、がっちりとかぽっちゃり、せいぜい、小太りという印象だと思います。肥満というほどの体型なのか、疑問です。

では、なぜ、このＢＭＩ25以上が肥満とされているのでしょうか？

日本肥満学会に問い合わせてみると、その答えは「25以上を肥満と決めたのは昔のことで資料も残っておらず、関係者とも連絡がとれない。なぜ25としたのか理由、経緯ともに不明」というものでした。「ＢＭＩ25以上が肥満」という基準は厚生労働省も採用しています。メタボはもちろん、発表する各種資料はすべてこの基準に則っています。ところが、なぜ25以上で肥満なのか、というのは厚生労働省も説明できないのです。

もちろん、どこかにここからは「肥満である」という線を引かなくてはいけません。それでも、理由もわからないまま、その後もこれが適切な数値なのか検証されずに使い続けられていることは驚きです。

「ＢＭＩ25以上で肥満」というメタボの「常識」がいかにあやふやなものがおわかりいただけると思います。

ＢＭＩ22が「理想体重」ではない理由

少し話が逸れますが、ＢＭＩに関してもうひとつ。「健康体重」「理想体重」という言葉をお聞きになったことがある方も多いと思います。

メタボ健診では「標準体重」「理想体重」として男女ともにＢＭＩ22という数字が提示されます。この体重が健康ですよ、この体重を目指しましょう、という目標です。

ところでＢＭＩ22というのはどのくらいの体格なのでしょうか？　身長１６０㎝なら約56㎏、１７０㎝であれば約63㎏です。ずいぶんとスリムな感じがしませんか？ここまで痩せないと本当に健康ではないのでしょうか？

すでに肥満パラドックスのグラフで見たように、日本人で一番死亡リスクが低いのは男性でＢＭＩ23・０〜29・９、女性で21・０〜26・９あたりです。22が一番死亡リスクが低いわけではありません。

なぜＢＭＩ22が理想なのか、どういう根拠なのか調べてみると、なんともいい加減なもので驚きました。

ＢＭＩ22が理想的な体重であるということを初めて唱えたのは、大阪大学の松澤佑次先生らが１９９０年に発表した論文です[11]（ちなみに松澤先生はその後、「メタボリックシンドローム診断基準検討委員会」の委員長を務めています）。

これは男性３５８２名、女性９８３名（30〜59歳）の健康診断受診者の異常所見数とＢＭＩの関連を検討した研究でした。

健康診断受診者のＢＭＩをx、健康診断10項目の異常所見数をyとし、xからyを予測する二次式（$y = ax^2 + bx + c$）を作成しました。10項目とは胸部Ｘ線写真、心電図、上部消化管造影（バリウムの検査）、血圧、たんぱく尿／血尿、ＡＳＴ／ＡＬＴ、血清総コレステロール／中性脂肪、血清尿酸、血糖／OGTT、赤血球／ヘモグロビンです。計算の結果、異常所見数がもっとも少ないＢＭＩが22だったのです。

簡単にいうと、検査結果に一番、要注意マークが少ないのはどんなＢＭＩの人か調べたのです。要は検査にひっかからなかったのはどういうＢＭＩの人か、それだけのことです。

解析した人数も約４５００人とかなり少ないですし（冒頭で紹介した日本人7大観察研究は35万人を12年半追ったものだったことを思い出してください）、健康診断を受けた人がその後どうなったかを追跡したわけでもありません。

たった1回の健診でそのＢＭＩの人は異常値が少なかったというだけなのです。選んだ10個の検査項目にひっかからなかったから健康です、と果たして言い切れるものでしょうか？

さらにいうと、この論文の対象者は59歳までで、健康にもっとも関心があるであろう、60歳以上の高齢者が含まれていません。また、選ばれた10個の検査項目では日本人の死因第1位である癌の患者もまったく識別できません。

もはや今となっては、この研究の科学的証拠は貧弱で、時代遅れとなりました。

コホート研究と横断研究

では、どのＢＭＩが最も健康なのか調べるにはどうしたらいいのでしょうか。

健康診断で一番異常値の少なかったＢＭＩを調べて「ＢＭＩ22が一番健康」とするのではなく、ＢＭＩごとに10年後、20年後にどのような病気にかかって、どのような亡くなり方をしたのかを調べるべきなのです。

たとえば、ＢＭＩと健康について調査するのに、ある時点でのＢＭＩと健康で関連する要素は何かを探るのが横断研究です。一方、ある時点で調査対象者のＢＭＩを含むデータを登録し、その後、一定期間追跡をしてどの要素を持つ人が病気になったのか、亡くなったのかを分析する方法を専門的な言葉でコホート研究といいます[6]。

10万人を10年も追跡するような大規模長期間のコホート研究は横断研究よりも圧倒的に信頼度が高くなります。

これまでご紹介してきた肥満パラドックスはコホート研究で、「ＢＭＩ22が健康体重」というのは横断研究です。

現在では、コンピューターの進化とともに、処理できるデータの量が桁違いに大きくなっています。世界では、10万人を20年追跡したような研究がたくさん発表されています。先ほどご紹介した3000万人研究はこのコホート研究を統合して解析したメタ解析です。4500人の健康診断を1度だけ調査して、「BMI22が理想的、標準である」とする論文の科学的な価値はまったくないと言っていいと思います。

海外ではBMI「30以上」が肥満

話を戻します。

では、欧米の肥満の基準はどうなっているのでしょうか。

世界保健機構（以下WHO）、米国国立衛生研究所や英国国民保健サービスでは、BMI25以上を「過体重（overweight）」としていますが、25〜30は「前肥満」（pre-obese）、つまり肥満予備群です。30以上が「肥満（obese）」となります。35ページの図9の右側がWHOによるBMIの分類です。[12]

アメリカ人やイギリス人はもともと日本人と体格や体質が違う、というのはもっともです。ただ、日本では25以上が肥満、海外では30以上が肥満という差は大きいと思います。

たとえば、170cmの人の場合、日本では73kg以上で肥満になってしまいますが、海外だと肥満は87kgを超えます。このBMI30という数字がどうして決められたかもはっきりしないのですが、170cm、87kgで肥満というのは、まず多くの人が納得できる数字ではないでしょうか。

有名人でいうと、俳優のトム・クルーズが１７０cm、73kgなので、ＢＭＩが約25です。彼は鍛えているのでがっちりして筋肉量が多く、ＢＭＩの印象そのままの体脂肪量ではないと思いますが、彼を見て肥満だと思う人はまずいないでしょう。

ＢＭＩ30だと、たとえば、お笑いコンビのサンドイッチマンの伊達みきおさんが１７０cm、88kgですから、ＢＭＩ30になります。こちらは、まあ、肥満と言っても差支えないと思います。

日本人は痩せが多くて肥満が少ない

日本人はどのような体型をしているのでしょうか。先ほどご紹介した日本７大観察研究で40歳以上の男女のＢＭＩ分布について解析したデータを見てみます[4]（図10）。

日本肥満学会の基準による標準体重（ＢＭＩ18・５～24・９）の男性は全体の７割弱、女性は男性よりは少ないですが、それでも６割を超えています。肥満とされるＢＭＩ25・０以上は、男性が２割強、女性が３割弱ほどですが、海外で肥満とされるＢＭＩ30・０以上を見てみると男女ともに２～３％ほど。１００人いたら２～３人ということになります。

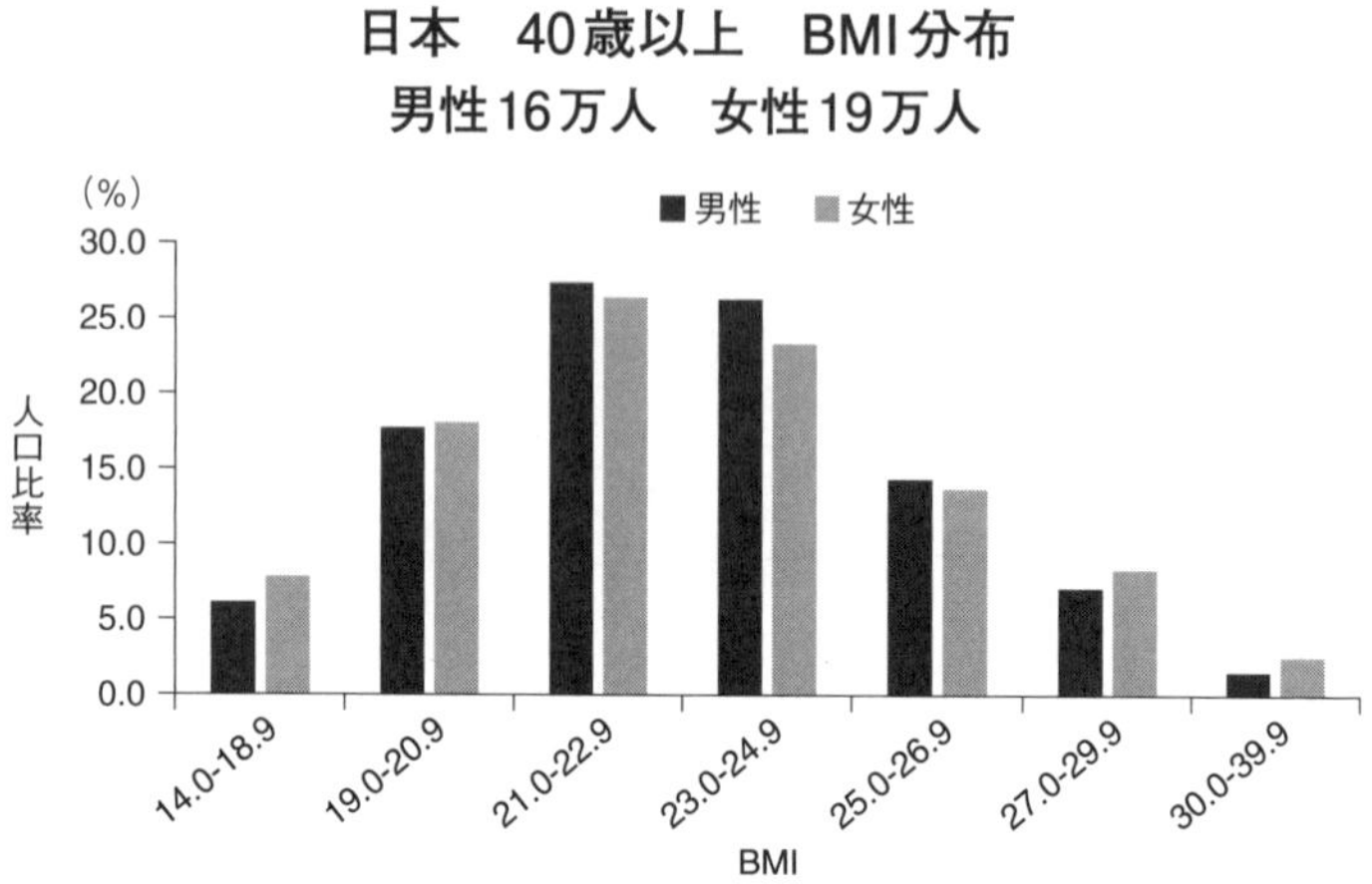

図10

Sasazaki S. et al. J Epidemiol 2011を基に作成

一方、痩せの科学的な定義は決まっているとは言えませんが、ＢＭＩ19・０未満とするなら人口の約５％、20・０未満とすれば約15〜20％、21・０未満なら約20％です。[4]

次はアメリカで、図11です。[13] 統計のとり方が日本とアメリカでは少し異なっていて、ＢＭＩの区切りも微妙に違います。しかし、おおよそのイメージがつかめるでしょう。

アメリカで肥満とされるＢＭＩ30・０以上は、男性で30％、女性は55％といったところです。日本だと肥満とされるＢＭＩ25・０以上を見ると、実に６割〜８割が当てはまります。恐るべき割合です。一方、ＢＭＩ20・０未満の痩せ型は男女ともに数％です。

整理しましょう。

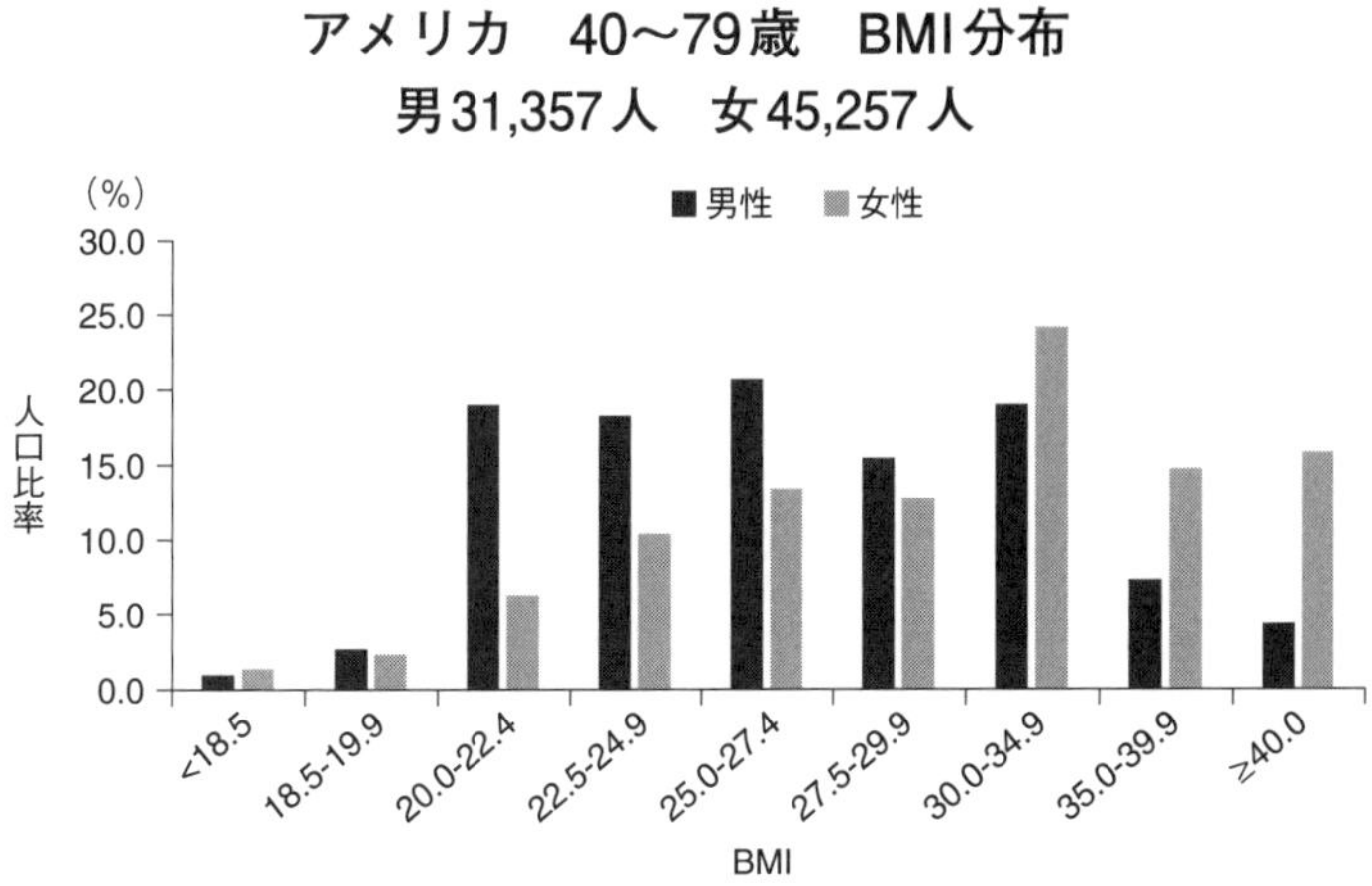

図11　Cohen SS. et al. Am J Epidemiol 2012を基に作成

肥満をＢＭＩ25以上とすると日本人の2割〜3割が肥満となり、アメリカはなんと6割〜8割が肥満となってしまい、アメリカの基準に従ってＢＭＩ30以上を肥満とすると、日本で肥満となるのは１００人に数人ですが、アメリカは３人に１人以上です。

アメリカは世界最大級の肥満大国なので、メタボリックシンドロームという考え方がアメリカから提唱されたのは大いにうなずけます。しかし、この数字だけを見ても日本ではメタボ、メタボと毎年の健診で大騒ぎする必要はないと思いますが、いかがでしょうか。

アメリカと日本のBMI分布の違い

さらに、日本とアメリカのBMIの推移をみると、アメリカで肥満が社会問題となっている意味がよりわかります。

図12の上を見てください。[14] 1975年から2014年まで、40年間のBMIの推移です。

日本の平均BMIは男性が22・0から23・6へ1・6増えていますが、女性は0・3減少とあまり変化がありません。ところがアメリカは男性が3・7増、女性は4・4増です。

さらにBMI別の人口比率を見てください（図12下）。アメリカではBMI30以上の層が男女ともに急激に増加しているのがわかります。逆にBMI20以下はほとんどいなくなってしまいました。このままいったら国民の半分以上がBMI30以上の肥満になってしまうのではないか、と空恐ろしくなるグラフです。

日本はどうでしょう。男女ともBMI30以上はほとんど増えていません。

BMI30以上の人口が数％でこの30年ほとんど変化がない日本。一方、BMI30以上が凄まじい勢いで増え続け、ついには人口の3割以上を占めるようになったアメリカ。

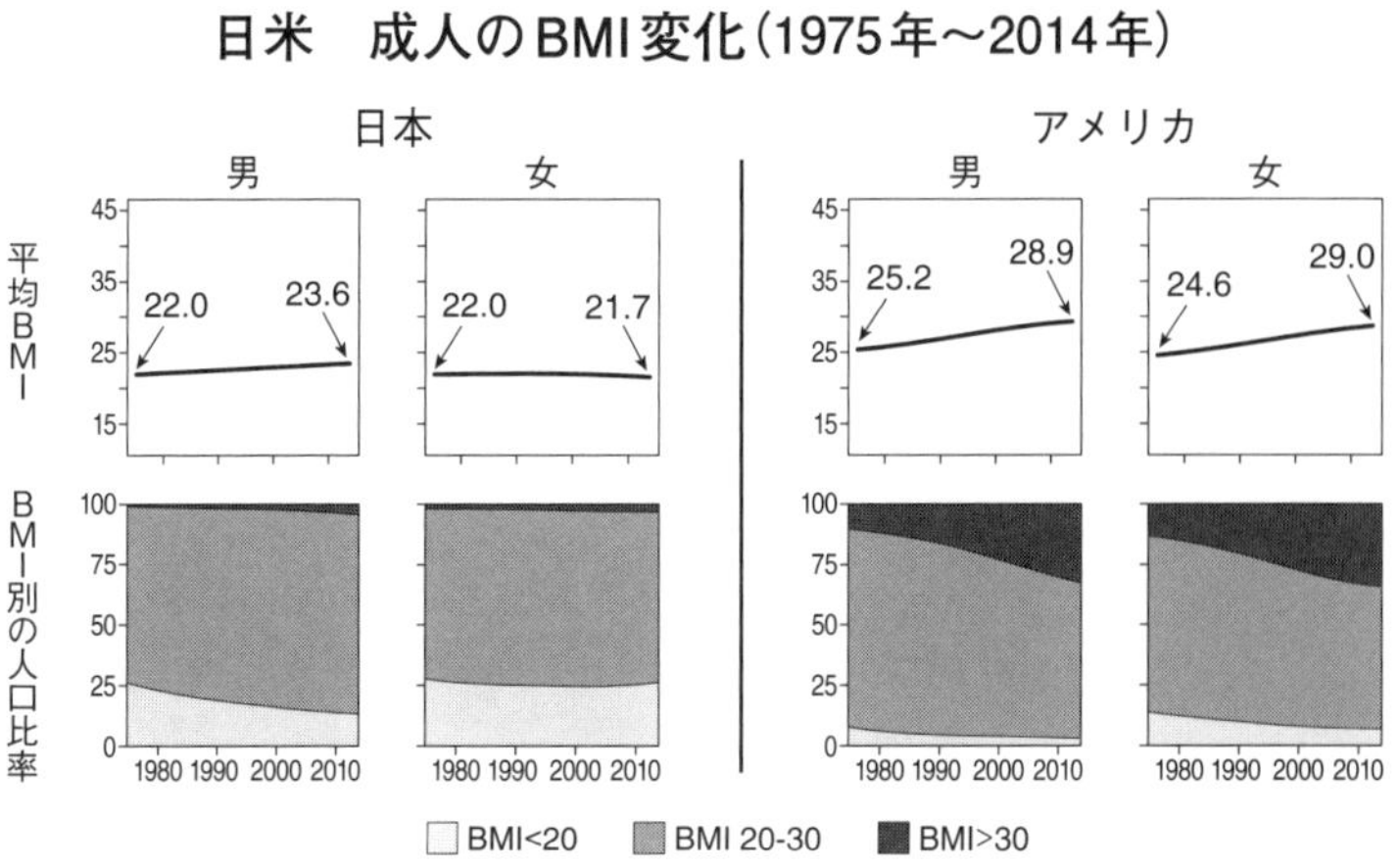

図12
NCD Risk Factor Collaboration Lancet 2016を基に作成

ひとくちに肥満といっても、日本とアメリカでは肥満とされる人が人口に占める割合も、その割合が増加していくスピードもまったく違う。そのことはしっかり把握しておく必要があります。ちなみに世界的な傾向として、ＢＭＩ30以上の割合が増え、ＢＭＩ20以下が減っています。ヨーロッパでもＢＭＩ30以上は人口のおよそ25％ほどです。

言い方を変えれば、欧米で肥満は確かに大きな問題だが、果たして日本ではどうなのか、ということです。日本の肥満は本当に肥満なのか、とも言えます。

日本人の３人に１人は癌で死ぬ

最後は「死因」です。

死因の日米比較

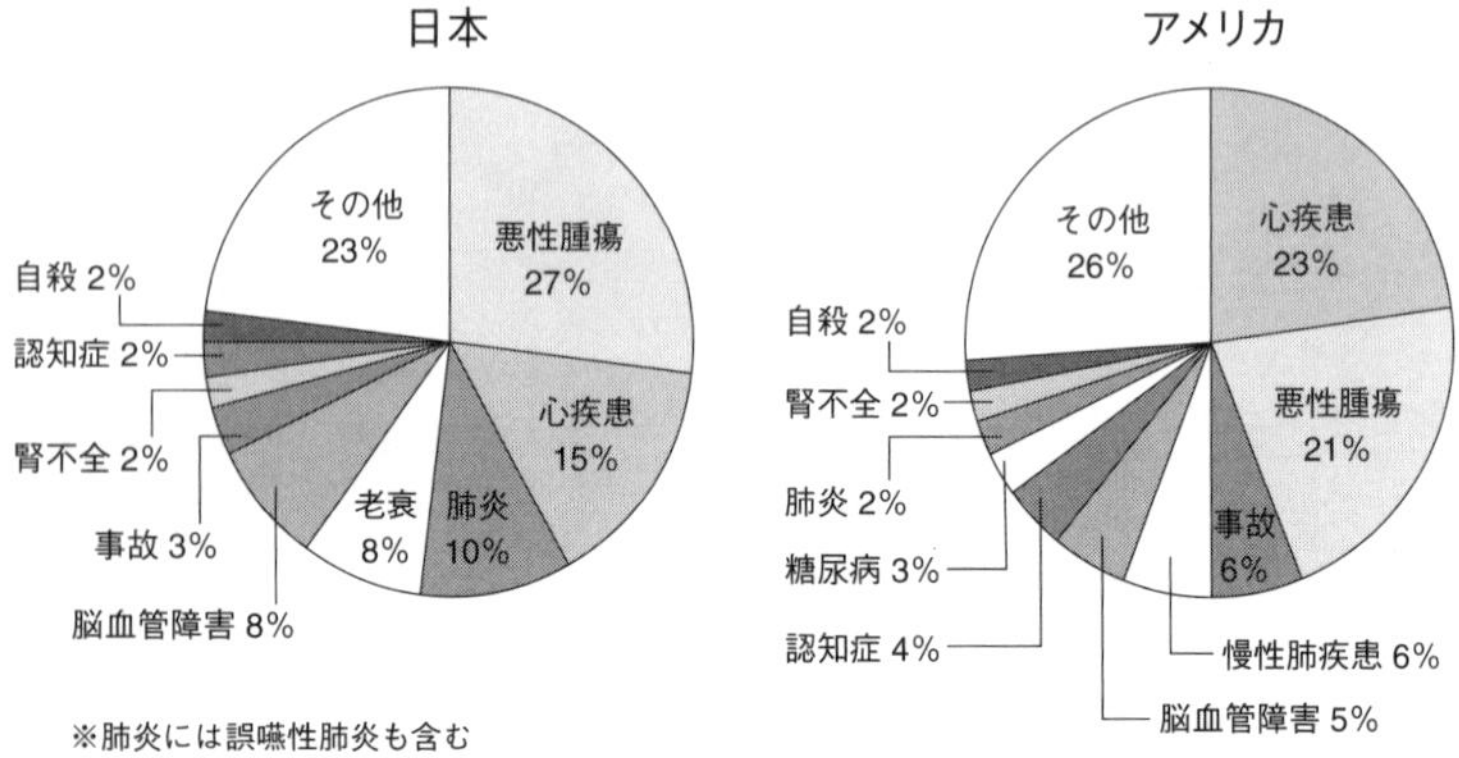

図13

厚生労働省 死亡数・死亡率 死因簡単分類別 2018年（左）、
Centers for Disease Control and Prevention 2017年（右）を基に作成

日本とアメリカでは、その順位が全く異なります（図13）。

日本の2018年の厚生労働省統計と、アメリカのアメリカ疾病管理予防センター（CDC）による2017年の統計を比較しました。[2,15] 病名のつけ方などが多少異なっているのですが、大まかに比べてみましょう。

細かくなりますが、混乱がないよう、病名についてあらかじめお伝えしておきます。欧米では、血管の病ということで脳卒中など脳の血管障害も心血管障害としてまとめて使われています。これは欧米では心筋梗塞などに比べて脳血管障害の患者が少ないことも影響しているのではないかと思います。

しかし、この本では心筋梗塞、心不全、大動脈瘤、不整脈などを心血管障害とし、脳出血、くも膜下出血、脳梗塞などの脳血管障害と区別します。心血管障害は循環器内科、心臓外科、血管外科が診ますが、脳血管障害は神経内科と脳外科が診ます。ふたつは、症状も病態もまったく異なるのです。

この本で心血管障害と脳血管障害をひとつのものとして扱うときは、「脳心血管障害」ということばを使って混乱がないようにしたいと思います。

癌、心疾患（心筋梗塞、心不全などの心血管障害）、脳血管障害（脳梗塞、脳出血、くも膜下出血など）が日本人の三大死因である、といろいろなところでお聞きになることも多いと思います。

近年、日本人の死因の1位は癌（悪性腫瘍）で約30%、心疾患が15%ほどで続きます。厚生労働省のデータでは3位が老衰、脳血管障害（脳梗塞・脳出血・くも膜下出血など）の8%、4位が肺炎で7%です。しかし、肺炎とは別に死因として立っている誤嚥性肺炎（3%）は臨床の現場では急性（細菌性・ウイルス性）肺炎と鑑別が困難な場合も多く、治療法もほぼ同じなので、この本ではふたつを合わせて肺炎10%としました。つまり、肺炎が死因の3位となります。

4位が老衰と脳血管障害の8%となりますが、老衰死では潜在的に存在した肺炎が本当の死因であった可能性もかなり高いので、現実の臨床では肺炎による死亡の割合は心疾患に近いように感じています。

一方、アメリカの1位は心疾患23%、2位が癌（悪性腫瘍）で21%。事故、慢性肺疾患（慢性気管支炎、肺気腫など）が6％、脳血管障害が5％となっています。

つまり、日本の死因は断トツに癌が多く、約3人に1人は癌で亡くなります。アメリカの1位は15年前までは3人に1人が心血管障害で亡くなっていましたが、最近では4人に1人といったところです。最近ではアメリカでも癌が増えて心血管障害に並びつつあります。

アメリカでは死因1位の心血管障害を減らすこと、一方、日本では死因1位の癌とどう闘うか、が歴史的に一番の問題であり続けてきたし、今もそうあるということです。

日本、アメリカともにある時期から脳血管障害の死因に占める割合が下がったのですが、これはよく効く降圧薬が登場し、血圧を簡単に下げられるようになったからです。このように、ある疾患への対策が見つかれば、その疾患による死亡率を下げることができます。だからこそ、この数十年、日本は癌、アメリカは心血管障害への対策が重要課題だったといえます。このこともよく覚えておいてください。

BMI、肥満、死因。この3つについて知っていただいたことで、「肥満パラドックス」と「メタボリックシンドロームの嘘」を理解する準備は整いました。

いよいよ肥満パラドックスとは何か、メタボはどこが間違っているのか、という本書のテーマへと進んでいきます。

第1章 まとめ

・ある人の体型はＢＭＩという数値を使うことで簡易的に把握できる。ＢＭＩ＝体重（kg）÷身長（m）÷身長（m）で計算する。

・肥満かどうかはＢＭＩで判定する。日本と欧米では肥満の定義が異なり、日本ではＢＭＩ25以上で肥満、欧米ではＢＭＩ30以上が肥満。

・肥満パラドックスとは、「小太りはたとえ病気を発症しても生き延びるが、痩せはいったん発症すると生き残れない」。

・痩せている人はメタボが主な原因の糖尿病、心筋梗塞、高血圧にはなりにくいけれど、癌や肺炎で早死にする可能性が高い。一方、小太りは糖尿病や心筋梗塞などの病気とつきあいながらも、癌や肺炎を生き延びて長生きすることができる。果たしてどちらが健康なのか？

・アメリカではBMI30以上の人口が30％を超えているが、日本ではわずか数％しかいない。一方、BMI20以下の痩せはアメリカでは5％未満だが日本は約15％と多い。1980年以来の調査ではBMI30以上はアメリカでは右肩あがりに増え続けているが、日本では横ばい。BMI25以上を見ても日本は横ばいか微増。

・日本とアメリカでは死因の順位が異なる。日本では癌死が1位、アメリカでは心血管障害がここ数十年は1位となっている。

第2章　メタボリックシンドロームの嘘

わたしが「肥満パラドックス」の存在を知ったのは2008年のことです。共同研究者である名古屋大学予防医学の若井建志教授（専門は疫学）と、わたしの臨床研究をまとめた英語論文のなかのBMIの扱いをめぐって議論していたときに「肥満パラドックス」を教えていただきました。

当時はメタボ健診が義務化されたばかり。わたしのクリニックでもメタボ健診を行っていました。恥ずかしながら、BMIと寿命の関係についてきちんと考えたこともなかったので、痩せよりも小太りのほうが長生きするという「肥満パラドックス」には衝撃を受けました。何かひとつの疾患で肥満が有利に働くのではなく、癌や肺炎も含む総死亡で見て、小太りが長生きということが驚きでした。

若井先生の「肥満に注目するのもいいが、もう少し痩せの危険性についても注目して欲しい」という言葉が忘れられません。

2008年頃、当院には月に700人ほど糖尿病の患者さんが来院しており、糖尿病治療に力を入れていました。その中でわたしは従来行われていたカロリー制限などではなく、当時、新しく登場した「糖質制限」で血糖値を下げるという治療法を導入することで成果もあげていました。

今ではすっかり有名になりましたが、糖質制限をすると、血糖値を下げることができると同時に多くの患者さんは3～4kg痩せます。血糖値も安定しますし、わたしもその状態が「健康」であると思っていました。

わたし自身、2004年から患者さんと一緒に厳しい糖質制限（朝夕の糖質を制限）を行っていました。2006年からは当院のデータを基に臨床研究を行い、その成果を今にいたるまで毎年のように海外専門誌へ発表し続けてきました。

もともと太りにくい体質ではあったのですが、50代になってもBMI22を保ち中年太りとは無縁だったのは、糖質制限の影響だと思います。

歳を重ねても太っていない自分は健康だと思いつつ、生命進化のなかでその代謝の中心となってきた糖質を著しく制限することに一抹の不安は残っていたのですが……。

2010年にその不安は的中しました。厳しい糖質制限は癌や心血管障害の死亡リスクを上げるという研究が出たのです。わたしは患者さんへの指導もゆるやかな糖質制限（ローカーボ）へ移行させました。翌年、「NPO法人日本ローカーボ食研究会」を設立して代表理事に就任し、以来、糖質をゆるやかに制限することの薦めと厳しく制限したときの弊害について啓蒙活動を続けています。

このような私個人の歴史があるからこそ、自分の考えていた「健康」というものを根底から覆す「痩せよりも小太りのほうが長生きする」という肥満パラドックスに大きな衝撃を受けたのです。

いったい小太りのほうが長生きというのはどういうことなんだろう？　多くの疑問が頭の中で渦巻く中、海外の論文をあたってみると、次々に肥満パラドックスの論文が見つかりました。コツコツと「肥満パラドックス」に関する海外と日本の論文を集め続け、現在までに400編を超える論文を読みました。

論文を読むにつれ、わたしは肥満パラドックスが真実だ、これが新しい健康の常識だ、と確信するようになりました。

肥満パラドックスについて調べるようになってから、自らの浅学を恥じるようになりました。医者になって以来、たくさんの患者さんを見送ってきたにもかかわらず、BMIや体重と生命予後（亡くなるかどうかの見通しのこと）についてあまり考えたことがなかったからです。それと同時に、自らの臨床経験を振り返っても、確かに痩せた患者さんよりも小太りの患者さんのほうが元気に過ごしているような印象があるな、と納得したのです。

論文を集めると同時に、さまざまな医師と「肥満パラドックス」について意見を交換しました。現場で診療にあたっている医師たちが肥満パラドックスをどう捉えるか知りたかったからです。

現場の医師たちの本音は……

その結果わかったのは、死の現場に近い医師ほど肌感覚として肥満パラドックスを理解しているということです。

日本人の死因の1位である癌の手術を執刀する外科の先生たちは「癌との闘いは消耗戦なんだ」と口を揃えます。なにしろ手術を受けると5～10kg、胃を全摘する胃癌や難手術となる食道癌、膵臓癌、胆管癌になると10～15kg以上の体重が減ることを覚悟しないといけません。手術の前後に抗癌剤治療が始まります。患者さんは副作用で吐き気が続き、食欲がなくなります。そのためじゅうぶんに食事をとることができず、当然、さらに痩せていきます。抗癌剤治療を繰り返し受けるためには気力はもちろんですが、体力や体重が何より必要なのです。残念ながら痩せ細った体にその力は残されていません。

呼吸器内科の先生たちも肺気腫や間質性肺炎などによって呼吸不全が進行するにつれて痩せ細って亡くなっていく患者さんを診療し続けていますから、痩せはだめ、絶対に太っているべきだと思っている方がほとんどです。肺の病気が進行しても肥満を保っている患者はまず存在しません。ある呼吸器内科の先生は「この10年、〝メタボは悪〟だと医師たちが大きな顔をして言っているのを苦々しく思っていた」とわたしに吐露されました。

心不全も末期になるとどんどん痩せていきます。重症心不全の患者さんに対して左室形成術や独特な弁形成術など豊富な技術で執刀している心臓外科医の米田正始先生（元京都大学医学部心臓血管外科教授）は「難しい手術を乗り越えて生きるのはぽっちゃり丸っこくてよくしゃべる冗談好きなおばちゃんやおばあちゃんだ」と常々語っています。肋骨が浮いて見えるほど痩せた患者さんは体力がないだけでなく、もともと食が細いので手術が成功しても術後に食べない、食べられないので予後がよくないそうです。

残念ながら、最前線で患者の死と向き合う医師たちの「ぽっちゃりしているほうが治療や手術に耐え、予後もよい」という認識は、日頃、メタボ健診を行っている多くの医師たちに共有されていません。

メタボという誤った先入観はそれほどしっかりと医師の頭の中、そして現場に根付いているのです。

どのようにしてメタボリックシンドロームは誕生したのか、根強く医師たちに支持されているのはなぜなのか。

そして、それがなぜ間違っているのか、これから明らかにしたいと思います。

メタボリックシンドロームが生まれるまで

のちにメタボリックシンドロームといわれる考え方が主にアメリカで登場したのは1980年代後半です。

第1章の「死因」についての解説で触れましたが、アメリカでは長く死因の1位を心血管障害（おもに心筋梗塞）が占めており、その予防が大きな課題となっていました。

その流れで、80年代後半に、高血圧、耐糖能異常（糖尿病予備群）、脂質代謝異常（血液の中性脂肪が上がり、善玉（HDL）コレステロールが下がる）が虚血性心疾患を引き起こすという「シンドロームX」が提唱されたり、この「シンドロームX」に内臓性肥満（内臓脂肪が増加）を加えたものを「死の四重奏」と呼んだりするようになりました(1)。

虚血性心疾患とは、心筋梗塞や狭心症など心臓の冠動脈の動脈硬化によって起こる病気です。狭心症は冠動脈が狭くなっている状態ですが完全に詰まってはいません。一方、心筋梗塞では冠動脈はほぼ完全に詰まっているので心筋に壊死が起こり、ときに患者は死に至ります。

90年代には、インスリン抵抗性（血糖を下げる作用を持つインスリンが効きにくくなった状態）を基礎にして、虚血性心疾患は高血圧、耐糖能異常、脂質異常、内臓脂肪の増加による肥満が原因になるという認識が共有されるようになりました。

１９９９年にＷＨＯがそうした認識を「メタボリックシンドローム」と呼び、診断基準を発表したことで「メタボ」は世界的に知られるようになります。

ちなみに「メタボリック」というのは「代謝の」という形容詞で、「シンドローム」は「症候群」という名詞になります。代謝に関して同時に起こるいくつかの症状といった意味になり、特に肥満だけを意味しているわけではありません。肥満、高血糖、高血圧、脂質異常といった体の代謝活動に異常がある状態、ということです。

メタボリックシンドロームとは、内臓性肥満、血糖値の上昇（高血糖）、血圧の上昇（高血圧）、中性脂肪の上昇、善玉（ＨＤＬ）コレステロールの低下（脂質異常）、など虚血性心疾患の発症を増加させる危険因子が同時に存在する状態だというのが医学的な共通認識です。[1][2]

少し話が逸れますが、メタボの診断基準に悪玉（ＬＤＬ）コレステロールが入っていないことを不思議に思う方も多いと思います。その理由は動脈硬化の危険因子としてあまりに明白だからでしょう。[2]悪玉という名前の通り、悪玉（ＬＤＬ）コレステロール値は喫煙と共にメタボが標的にしている心筋梗塞発症の第一の原因なのです。しかし、ここがややこしいのですが、悪玉（ＬＤＬ）コレステロール値は最近の日本人では痩せている人も太っている人も同じように高く、ＢＭＩや肥満と関係がありません。[3]

善玉（ＨＤＬ）コレステロールと中性脂肪は糖質制限食、カロリー制限食、運動量を増やすなどで改善するのですが、悪玉（ＬＤＬ）コレステロールは下がらないか、下がってもせいぜい10㎎／dl程度です。したがって心筋梗塞の確実な予防には使いにくいのが現状です。

　ところが、ノーベル賞候補として度々名前があがるのでご存じの方も多いと思いますが、東京農工大学名誉教授の遠藤章博士の発見したスタチンという薬は悪玉（ＬＤＬ）コレステロールの改善に劇的な効果があります。心筋梗塞を予防するために、糖尿病患者や喫煙者はスタチンを服用して悪玉（ＬＤＬ）コレステロールを１００㎎／dl未満、心筋梗塞の既往がある人は70未満にすることを目指します[4,5]。

　そして、まだ知らない医師も多いのですが、最近、明らかになりつつある科学的事実をふたつ付け加えます。

　まず、糖尿病、喫煙、心筋梗塞の家族歴などの要因を持っていない人は、悪玉（ＬＤＬ）コレステロールの値が１８０㎎／dlまでは血管障害が起こらないことを是非知っておいてください。健康診断で悪玉（ＬＤＬ）コレステロールが１４０を超えたからといって心配する必要はありません[4,6]。

　また、スタチンを服薬していないにもかかわらず悪玉（ＬＤＬ）コレステロールが１００未満の人は死亡リスクが上がるという大規模観察研究が増えています[6,7]。おそらくは癌死が増えるからでしょう[6,8]。悪玉（ＬＤＬ）コレステロールが悪玉と呼ばれるのは動脈硬化や心筋梗塞の原因となるという視点からであって、細胞生物学的には悪玉（LDL）コレステロールは細胞膜の安定化やステロイドホルモン、胆汁酸の原料でもあり、生理活性物質の合成にきわめて重要な役割を果たしているのを忘れてはなりません。[9]

メタボは「痩せて健康になる」ではない

心筋梗塞はアメリカの死因のトップです。アメリカのある病院で救急医療に携わったわたしの友人に聞いてみると、8時間の勤務時間内に心筋梗塞の患者が6〜7人も救急搬送されてくるそうです。わたしは「そんなに多いのか！」と目を丸くしました。友人の医師が働いていた町とほぼ同じ人口である春日井市の市民病院への心筋梗塞患者の搬送は週に3人程度だからです。

地域の医療状況がアメリカと日本では違うにせよ、少なく見積もっても発症は日本の10倍以上となります。このことからわかるように、アメリカ生まれであるメタボの目的はあくまで「虚血性心疾患の〝発症〟を減らす、予防する」、そして次に「その一因になる糖尿病を減らす」ことでした。

日本では、メタボというと、「痩せて健康になる」というふうに漠然と思っている人も多いのですが、もともと目指しているのは「痩せる」でも「健康になる」ことでもなく、「代謝異常を改善して虚血性心疾患と糖尿病の発症を予防する」ことなので、健康とイコールではありません。アメリカと違って日本人にとって第一の問題となる病気は虚血性心疾患と糖尿病ではありません。それらより遥かに死亡リスクが高い癌や肺炎を含む呼吸器疾患があるからです。

虚血性心疾患を軽視する必要はありませんが、血眼になってお腹まわりを計測し、メタボ、メタボと騒ぐ理由もありません。

メタボに医学的な定義はない

さらに注意したいのは、そもそも、これがメタボリックシンドロームだ、という国際的に統一された診断基準はない、ということです[(1)(10)]。WHOが診断基準を発表した後もさまざまな研究会や学会が独自の診断基準を提案しています。

内臓脂肪の蓄積（腹囲の測定）を基本として、血圧上昇と脂質異常症などの危険因子を診断基準に組み込むことは共通しています。しかし、ある診断基準では危険因子に入っている高血糖が別の診断基準では入っていなかったり、診断基準を満たすための危険因子の数が「少なくとも2個」だったり「3個」だったりと、ばらばらなのです。[10]

２００９年にも国際糖尿病連合、米国国立心肺血液研究所、世界心臓連合、国際動脈硬化学会などが合意して暫定的な診断基準を発表していますが、国際的な合意を得ているわけではありません。[1]

そのため、診断基準も曖昧でその根拠もあやふやなメタボという考え方は本当に必要なのか、という疑問すら出てきています。実際、アメリカ糖尿病学会とヨーロッパ糖尿病学会は「科学的根拠がないので、人々にメタボリックシンドロームというレッテルを貼ってはならない」という共同声明を発表しているくらいです。

アメリカで虚血性心疾患と糖尿病の発症の予防のために考えられたが、定義は未だ曖昧なままであり、そのような診断をすることに本当に意味があるのか疑問も出ている――メタボリックシンドロームというのはそういうものなのです。

意味不明な診断基準

このメタボリックシンドロームは日本に紹介、導入されるときにさらに姿を変え、ますます意味不明のものになっていきました。

日本ではメタボ健診を導入するにあたって、糖尿病、動脈硬化症、脂質異常症、循

日本のメタボリックシンドロームの診断基準

内臓脂肪（腹腔内脂肪）蓄積	
ウエスト周囲径	男性≧85cm 女性≧90cm
（内臓脂肪面積　男女とも≧100㎠に相当）	
上記に加え以下のうち2項目以上	
高トリグリセライド血症 かつ／または 低HDLコレステロール血症	≧150mg/dl ＜40mg/dl
収縮期血圧 かつ／または 拡張期血圧	≧130mmHg ≧85mmHg
空腹時高血糖	≧110mg/dl

図14

日本内科学会雑誌 2005を基に作成

環器疾患の専門医らが日本独自の診断基準を作りました。[2] 図14のようなものです。

まず、ウエストを測ります。男性で85cm以上、女性で90cm以上あった人は血糖値、血圧、中性脂肪、または善玉（HDL）コレステロールを計測し、そのうち2項目が基準に該当したらメタボリックシンドロームと診断されます。

この診断基準に沿って2008年からメタボ健診が始まりました。

しかし、考えてみてください。

繰り返しになりますが、そもそもメタボ健診は日本で本当に必要なのでしょうか？

虚血性心疾患と糖尿病の発症を予防するのが、欧米でのメタボの本来の目的です。しかし、「死因」の解説で触れましたが、日本人を死因別にみると、虚血性心疾患によって亡くなるのは心疾患死（15％）のおよそ半分の7％ほどで、10人にひとりもいません。27％を占める癌死の4分の1以下なのです。虚血性心疾患を含む心疾患が死因のトップであるアメリカとは状況がまったく異なります。

もちろん、病気は予防できたほうがいいのですが、日本人の死因の7％しか占めない虚血性心疾患だけをことさら取り上げて、定義も曖昧なメタボ健診をすることに大義名分はあるのでしょうか。

健診にはお金もかかります。医療経済的にも意味があるか疑問です。それならこの30年間、日本人の死因第1位を占め、今も患者が増え続けている癌の健診をもっと推し進めたほうが効果はあったのではないでしょうか。

また、日本版のメタボ診断では「CTスキャンなどで内臓脂肪量測定を行うことが望ましい」とされていますが、これは言語道断です。CTスキャンはX線を使用します。X線は放射線の一種です。CTスキャンの被曝量は桁違いに多く、胸部レントゲンの100倍も被曝します。わざわざ被曝のリスクを冒してまで内臓脂肪の量を正確に知ることが必要だとはとても思えません。

メタボ診断自体、まだまだ疑問も多い上、特に日本の診断は意味不明なものだといえると思います。

そうはいっても、虚血性心疾患が予防できるならメタボ健診だってやらないよりやったほうがいいのでは、という意見もあると思います。

では、今行われている日本のメタボ健診で本当に予防できるのか、本当に意味がある健診なのかどうか、見ていきましょう。

ウエストを測ることへの疑問

日本版メタボ診断では第一段階として内臓脂肪の蓄積を判定するためにウエストのサイズを測定することになっています。太っているかどうかでふるいにかけよう、というわけです。

ところが、WHOをはじめとして、世界中のさまざまなメタボの診断基準を見ても、肥満を診断基準の必須項目にしているものはありません。肥満は高血糖、高血圧、脂質異常と同様にメタボリックシンドロームの一因子ではありますが、肥満イコール、メタボリックシンドロームである、心血管障害のリスクが高いという考え方はしていないのです。

なぜ日本では腹囲が重要視されているのでしょう。

メタボの原因はインスリン抵抗性だと考えられています。インスリン抵抗性とは、血液中のインスリン濃度が上がることで血糖を下げたり脂肪を合成する働きのあるインスリンが十分な効果を発揮できなくなることです。どの程度、抵抗があるかを知るためにはグルコースクランプ法という検査法を用いますが、この検査には専用機器が必要ですし、手間もかかるのでどこでも行えるというものではありません。

その代用として登場したのが腹囲の計測です。腹囲を測るだけなら多くの人を簡単に検査することができます。ところが、驚くべきことに、肝心の「インスリン抵抗性と腹囲の関係」が科学的に十分な検証をされないまま話が進んでしまったのです[1]。

それに、日本版メタボの診断基準には「立位、軽呼気時、臍レベルで測定する」とあります。立って、普通に呼吸しているときに臍の周囲を測る、ということですが、こんなどうとでも解釈できる基準では測るたびに数cmの誤差が出てしまいます。

そんな曖昧な数字をもとにして肥満かどうかの判断、メタボの診断が本当にできるのでしょうか。とても医学的な態度とは思えません。

さらに男性は腹囲85cm以上、女性は90cm以上がメタボである、とする基準もまったく意味がわかりません。

海外でも腹囲をメタボの診断基準に入れることもありますが（あくまで入れることがある、というだけで必須ではありません）、その場合は、男性が女性よりも5cm前後大きくなっています。なぜ日本だけ女性が5cm大きいのでしょうか。

だいたいどの国、地域でも平均的には男性のほうが女性よりも体格がいい傾向があるのは簡単に想像できると思います。男性のほうが身長も高いですし、体重も重い。それならば同じように内臓脂肪がついた場合、やはり男性のほうが腹囲は大きくなるのが当然でしょう。

女性は内臓脂肪より皮下脂肪のほうがつきやすいから、腹囲が大きくてもメタボにつながる内臓脂肪は少なくなる、という説明を見ることもあります。しかし、そもそも、内臓脂肪の面積と腹囲の関係はかなりのばらつきがあります。[2] ウエストのサイズが同じでも人によって内臓脂肪の面積は異なるのです。[1]

お腹をぐるっと計って内臓脂肪が推定できるとする根拠はかなり希薄です。サイズが同じでも内臓脂肪の面積が倍くらい違うということもざらなのです。

内臓脂肪性肥満をお腹のまわりを測って判断しようと決めたことに無理があったということです。

重要なのは危険因子の重なり

肥満ではなく腹囲が大きくなくても心血管障害のリスクが高い人もいるし、腹囲が大きくてもリスクが低い人もいることを示唆する研究があります。

ご紹介するのはふたつとも日本の研究です。これら2つの研究はメタボ健診の科学的な根拠を根底から揺るがす内容ですが、重要なのは、これらの研究が2007年、2008年とメタボ健診が始まる直前に発表されたものだということです。どうして、厚生労働省も学者もメタボ健診を止めることができなかったのでしょうか。

ひとつ目は約7200人の一般住民を9・6年追跡、BMI25以上の肥満群と未満の非肥満群にわけて解析しました。(11) ここでは、脳心血管障害は危険因子の数、つまり高血圧、糖尿病、高悪玉（LDL）コレステロール、低善玉（HDL）コレステロール、喫煙などは増えれば増えるほど発症しやすくなるが、BMIが25以上の肥満かどうかは発症に関係ないと報告されています。

もうひとつの研究は約5300人の腹囲を測定して内臓脂肪性肥満がある群とない群に分けて12年追跡して脳心血管障害の発症を観察しました。(12) 結果としては、内臓脂肪性肥満の有無にかかわらず、高血圧、高血糖、脂質異常などの危険因子が増えれば増えるほど脳心血管障害は発症しやすくなっています。

ふたつとも発症数が170〜300人と少ないので強いエビデンスとは言えませんが、肥満を減らすことで日本人の脳心血管障害を減らすという考えには、日本人による研究によって大きな疑問符がついていたのです。

メタボは「死を見ていない」

メタボリックシンドロームという考え方自体に大きな疑問があり、その診断、特に日本での診断に問題が多いのもわかった、それでも健康のためになるならそう目くじらを立てなくてもいいのでは、という方もいると思います。

しかし、わたしがメタボリックシンドロームで最も問題だと考えているのは、健診の時点での虚血性心疾患と糖尿病の発症の予防、発症「だけ」に注目しているという点です。

世界的にメタボの研究はメタボと診断された住民数千人〜1万人程度をせいぜい5年程度、長くても10年ほど追跡して虚血性心疾患やその前段階の糖尿病が「発症したか」だけにこだわっています。

発症した後どうなるのか、「発症した患者さんが亡くなるのか」をまったく考えていないのです。

メタボと診断された人はどのような病気で亡くなっているのでしょうか。もしかすると、メタボな人たちは糖尿病や心筋梗塞を発症しても意外に長く生き延びたかもしれません。15ページの図2、17ページの図3を思い出してください。

メタボと診断されて痩せなさい、と指導された人は心筋梗塞で亡くなったのか。メタボと診断されなかった人は20年後も元気だったのか。そうしたことをまったく考えていないのです。

メタボは「死」へと誘導する

病気になるよりはならないほうがいいというのはその通りです。ただ、病気にならないように痩せたことで、太っている人よりも命が短くなる可能性が大きくなると知っていたらどうでしょう。

心筋梗塞では、初回の発作で緊急入院して数週間以内に院内で亡くなる患者さんは5％程度、5年生存率はおよそ85％です。ところが癌は発症すれば5年以内におよそ40％の患者さんが亡くなります。1回の心筋梗塞で亡くなる5％の患者さん、癌を発症して5年の間に亡くなる40％の患者さんにはどんな患者さんが入っているのでしょうか。痩せた患者さんなのか、太った患者さんなのか。

メタボな人たちは虚血性心疾患や糖尿病になりやすいかもしれませんが、癌になっても痩せた人よりも生き延びる可能性が高いのかもしれません。

そのことに注目し、どんな体重や体格の人が生き延びるのかを追ったのが「肥満パラドックス」なのです。

メタボの研究は1千人～1万人の中年の人たちを対象にして数年～10年程度追跡し、「虚血性心疾患や糖尿病を発症したかどうか」にこだわっています。一方、肥満パラドックスは、のちほど詳しく解説しますが、どのＢＭＩの人たちがあらゆる死因となる病気を乗り越えて「死ななかったか」に注目して、10万人〜100万人の患者や住民を10年〜30年間追い続けます。第1章でご紹介したように3000万人を追跡した研究もあるほどです。

メタボは虚血性心疾患と糖尿病を発症するかどうかという視点だけから診断しており、「痩せたらその後どうなるのか」をまったく考えていません。その結果、健診を受けた人を「痩せさえすればいい」という間違った方向へ導いているのです。間違った方向という言い方では優しすぎるかもしれません。死の危険性が高い方向へ誘導している、と言ってもいいでしょう。

わたしがメタボがトンチンカンであると考える一番の理由はここにあります。人生で一番大きな意味を持つ「死」をまったく見ていないのです。

厚生労働省も知っている「メタボは無意味」

メタボリックシンドロームの特定健診が始まって10年以上が経ちました。この10年で日本人はより健康になったのでしょうか?

結論を言えば、メタボ健診は今に至るまで日本の死亡リスクに影響していません。完全な失敗といっていいと思います。残念ながら、健診が始まってから10年経っても

日本　特定健診の脳心血管障害の発症
40～74歳の男性13,301人、女性16,059人　約10年間追跡

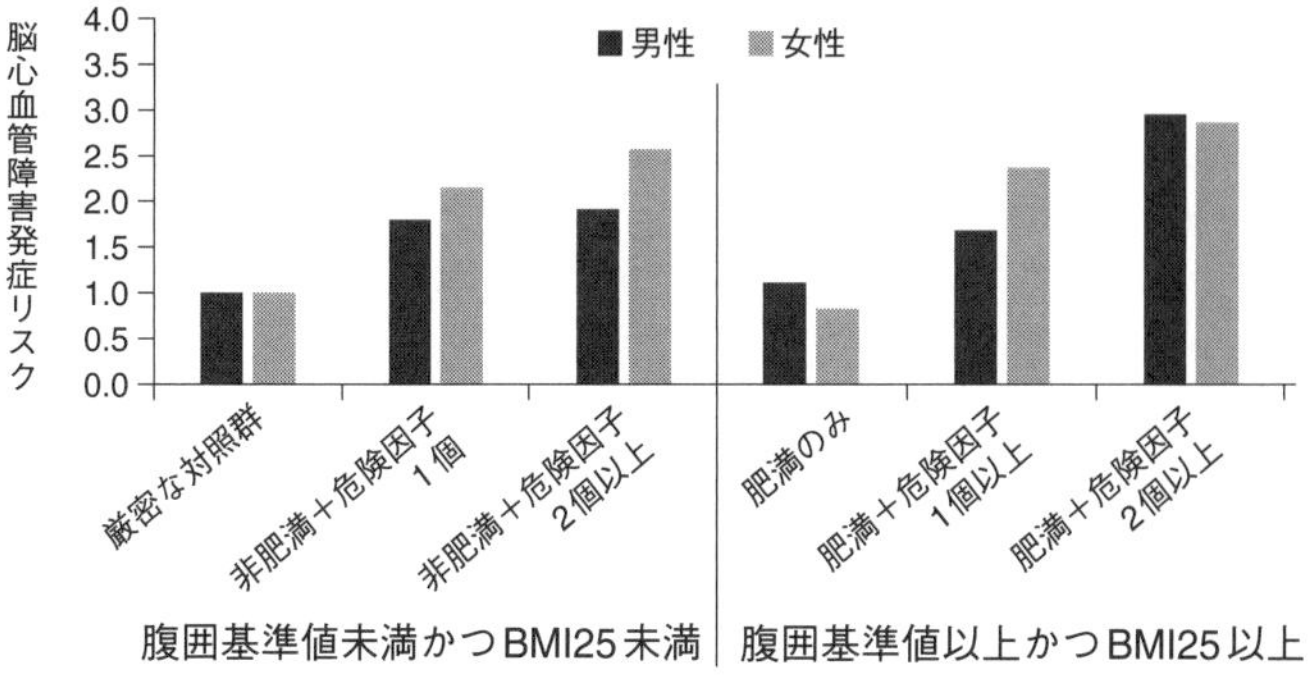

図15
第６回特定健康診査・特定保健指導の在り方に関する検討会（2016年）を基に作成
https://www.mhlw.go.jp/stf/shingi2/0000123821.html

メタボ健診の効果を裏付ける論文、研究は公になっていないのです。

一方、メタボ健診に効果がないことを示した研究は実は「ひっそり」と公開されています。

２０１６年５月に「第６回特定健康診査・特定保健指導の在り方に関する検討会」という会合が行われました。この会について報告した厚生労働省のＨＰで「腹囲（ウエスト周囲長）に関するエビデンス」という発表資料を見ることができます[13]。いわゆるメタボ健診に参加した40～74歳の男性１万３３０１人、女性１万６０５９人を約10年間追跡して脳心血管障害発症リスクを調べたもので、いわばメタボ健診の総まとめといえるものです（図15）。発表の責任者である門脇孝先生は当時、糖尿病が専門の東京大学医学部教授です。

この図からわかるのは脳心血管障害発症リスクと腹囲は無関係だということ。図の左はＢＭＩ25未満で腹囲が小さく、右はＢＭＩ25以上で腹囲が大きい人たちです。腹囲が大きかろうが小さかろうが、肥満があろうがなかろうが、その他の危険因子が合併すれば危険因子を持っていない人たちに比べて脳心血管障害は増えるのです。お腹が出ているからメタボだ、と保健指導をするのは無意味だということです。

また、この論文は、男女ともに脳心血管障害発症の強い危険因子は年齢、高血圧、喫煙であって、腹囲は危険因子としては弱い、というデータを出しています。心血管障害を予防するためのものなら、年齢を確認して血圧を測って、禁煙を徹底したほうがいいということになります。

つまり、お腹まわりを測って痩せろ、というメタボ健診には意味がないというのが10年健診を続けた結論なのです。

まずはとにかく血圧を下げ、さらに糖尿病にならないように糖質摂取量と運動に気をつけ、そしてタバコを吸わない。必要に応じてスタチンを飲んで悪玉（ＬＤＬ）コレステロールを下げる。これが守れれば日本人は脳心血管障害にはなかなか罹らないと思います。

それでも続くメタボ健診

メタボ健診には意味がなかったとするこの研究は、厚生労働省のＨＰに掲載されています。

普通に考えれば、メタボ健診は10年やってみたけれど意味がなかった。もう、やめましょう、となるはずです。

しかし、話はまだ続きます。

２０１６年に医師側からこのようなメタボ健診の総括が発表されたにもかかわらず、これを受けてメタボリックシンドロームと特定健診を方針転換するかどうかについての厚生労働省の役人と医師側との議論は物別れに終わりました。

「特定健診は意味がない」と知りながら現状維持となったのです。厚生労働省はメタボリックシンドロームと特定健診は無駄だったこと、ＢＭＩや腹囲にかかわらず、年齢・血圧・喫煙などの危険因子が重なると脳心血管障害が発症するということを科学的事実として知っているのです。知っていながら、これまでメタボを全面に掲げて膨大な税金をつぎ込んで来たという面子があるので、そう簡単に科学的真実を受け入れられないのが現状なのでしょう。

いったん始めたことがまったく意味のないことだったと認められないというのが役

人の面子なのでしょうか。

こうしてメタボ健診という壮大な無駄遣いは今も続いているのです。

また、ある知り合いの大学教授によると、厚生労働省の会議で日本人の許容できるＢＭＩをどこに設定するかが議題となったとき、科学者たちは自分たちのデータに基づいてＢＭＩ27を主張しました。ところが、役人はこれまで標準である、健康であるとしてきたＢＭＩ22（健康体重とされるこの数字のおかしさについては第1章のＢＭＩについての解説で触れました）から27台までいきなり上げるのは待って欲しいと言ってきたそうです。それだけの幅で変えると今までの22の信頼性、そして厚生労働省への信頼性が揺らぐ、ということなのでしょう。

結局、ＢＭＩ数値は折衷案の25となりました。厚生労働省は科学的事実よりも自らのプライドを優先し、批判を恐れたと言われても仕方ないと思います。

医師たちの勉強不足

ところで、なぜメタボは日本でここまで大きな影響力を持ってしまったのでしょうか。

メタボ健診が始まってからしばらくは肥満パラドックスを知らなかったわたし自身

の自戒を込めて言いますが、第一には医師の勉強不足です。当時のメタボ健診を推進した大学病院の内科系教授たちは、日々、アップデートされるＢＭＩと心血管障害死や総死亡についての医学知識を最新の論文で自ら確認することなく、一部の主張が強い医学部教授や、厚生労働省幹部などの指示のまま、メタボ健診を推進してきました。

第3章で触れますが、海外では、１９９０年代から肥満パラドックスについての論文が発表されるようになりました。[14] 日本でメタボ健診が義務化されたのが２００８年。10年以上前から海外では議論されていた肥満パラドックスについて、メタボを導入した医師や厚生労働省は知らなかったか無視したということになります。

実は、調べてみると、２００２年から２００８年にかけて、日本でも肥満パラドックス、つまり痩せると死亡リスクが上昇するが、小太りだとむしろ低下することを示唆する論文が発表されているのです。

２００２年当時、国立がんセンター研究所臨床疫学研究部の津金昌一郎先生たちが「低体重と過剰体重が中年の日本人男女の死亡リスクへ及ぼす影響」という論文を発表しています。[15]

この論文は日本人の中年（40歳〜59歳）の男女約4万人を10年間追跡しています。２００２年当時、肥満パラドックスの分野で10万人規模の研究は世界的に見てもあまり発表されていませんでした。津金先生らの多目的コホート（ＪＰＨＣ）研究グループは世界の先陣を切って「日本では肥満より痩せの死亡リスクが高いことが問題」と

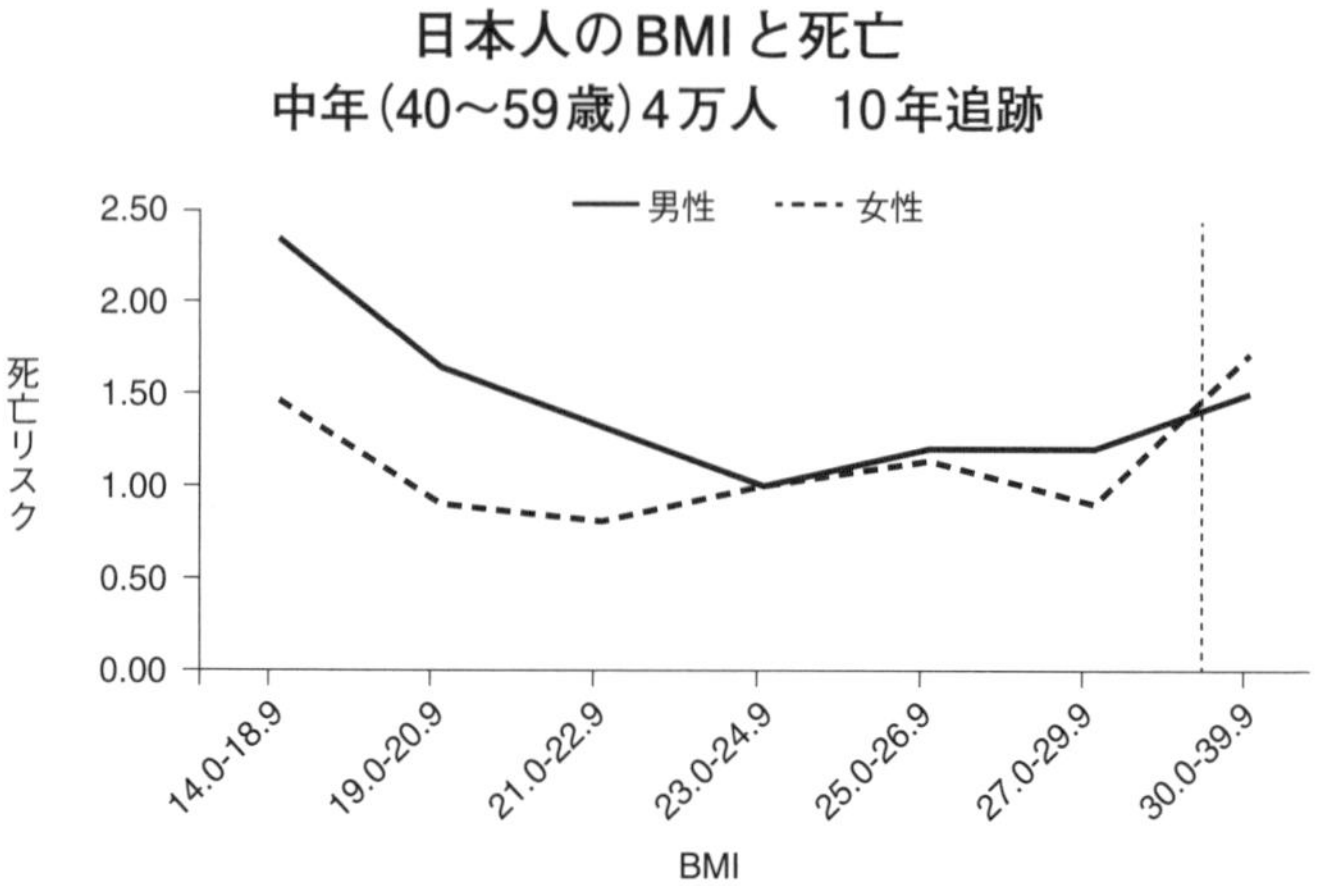

図16

Tsugane S, et al. Int J Obest 2002を基に作成

提示したことになります。

内容はまさに「肥満パラドックス」そのもので、そのことは図16を見ても一目瞭然です。ＢＭＩ19を切ると死亡リスクがぐっと上がっています。日本の肥満パラドックス研究において、まさに記念碑的な論文だと言えます。何度も言うようですが、ＢＭＩ30以上でも死亡リスクは上がっていますが、このような肥満は日本人の人口のわずか数％です。

論文が発表されたのは、ちょうど日本でもメタボリックシンドロームの研究や診断基準作成が進んでいた時代です。しかし、それらに関与した医師たちは自らの足元、日本から発信されたこの先進的な論文を残念ながら読むことはなかったに違いありません。

臨床医と疫学者

実はJPHCの論文は英語論文です。英語で書かれているにせよ、メタボ健診を作った医師たちのうち一人でもこの日本人による論文に目を通していれば、メタボを見る目は変わり、健康診断のたびに中年がお腹まわりを気にしなくてはいけない空気がここまで日本に蔓延することはなかったのでは……と思ってしまいます。

「肥満パラドックス」について日本ではじめて論文でとりあげた津金先生は医師ですが、患者の治療、診療にあたる臨床医ではなく、疫学者です。疫学者というのは、ある集団の観察研究を中心にして、疾病の原因、予防を研究する人たちです。

ところが、メタボの研究は主に糖尿病、動脈硬化を中心とする一部の臨床医によって進められました。津金先生らの疫学者は参加していません。本来、メタボという国の健康政策の根幹にかかわる研究には、幅広い分野の医師や研究者に参加してもらうべきでした。

結果的に、疫学に疎く、また、日本人の死因で大きな割合を占める癌、肺炎を含む呼吸器疾患などの分野に無関心な狭い視野の医師が集まってメタボを作り上げてしまった、ということになります。

その結果、「健康のために痩せましょう」「太っていると病気になります」を合言葉に、全国津々浦々で今も無為ともいえる健診がひたすら行われているのです。

ちなみに最近では、大きな臨床研究を実施するときは疫学の専門家が必ず参加することになってきていると、ある基礎医学の研究者から聞きました。

これは、メタボの間違いを繰り返さないためにも、大きな進歩だと思います。

医師は製薬会社と「癒着」している?

もうひとつ、メタボの影響力が大きくなった原因として、先進国では臨床医への製薬会社の影響が強いということも挙げられます[1]。メタボを推進した内科系教授らは主に糖尿病、脂質異常症、動脈硬化などの分野を専門にしています。彼らは毎日の診療にたくさんの薬を使うので、製薬会社とのつながり、ときには癒着ともいえる関係が強くなりがちです。

メタボリックシンドロームの定義には血圧、中性脂肪、血糖値などの数値が細かく決められています。血圧が上昇したら降圧薬、中性脂肪なら高脂血症の薬、血糖値が上がったら糖尿病薬が処方されます。メタボの定義は薬の処方に直結する検査値ばかりです。

なんだか陰謀論めいてきましたが、臨床医と製薬会社とのつながりとは実際どのようなものなのでしょうか。

２０１３年の「British Medical Journal」に「なぜ私は臨床ガイドラインを信用できないのか」と題するあるジャーナリストによる論説が掲載されました。[16]「British Medical Journal」は「The Lancet」、「New England Journal of Medicine」などと並ぶ世界の三大医学誌とされています。

ガイドラインとは各医学会が出す診断、治療、予防などにかかわる診療指針といったものです。この病気はこうやって診断しましょう、こうやって治療しましょう、というのを専門家の集まる学会が公表するのです。こうした学会ガイドラインはどの程度信用できるのでしょうか？

この論説では、学会の治療ガイドラインの背景を取り上げています。そこから見えてくるのは、製薬会社と大学教授らとの癒着ともいえる関係、金銭的な利益相反です。著者はガイドラインに従った多くの病院勤務医や開業医の処方によって数多くの患者が亡くなったアメリカの事例をいくつか挙げてガイドラインを作った医師たちを痛烈に批判したのです。

なかなか気骨のある論説で、わたしもまったくの同感、と思わず膝を打ったものです。

効き目のない薬で巨額の利益が

というのも、わたし自身、自らを省みると、開業医ですから大病院や大学病院の先生方に比べると少ないですが、製薬会社からの利益供与を経験しているからです。研修医の頃から勤務医時代までは、製薬会社から派手な接待を受けたこともあります。

襟を正すきっかけとなったのは50歳から始めた糖質制限食の臨床応用と研究です。この食事療法では糖尿病薬が著しく減るので製薬会社から反感を買うことはあっても支援はまったく得られません。従来、研究会を開くときは製薬会社社員が総出で医師を集め、会場費、タクシー代、講演費まで出してくれたのですが、糖質制限食については、当然、そのような支援は一切ありません。自力で医師や管理栄養士を集めるという苦労に直面しました。

そのとき、遅まきながら、以前から薄々感じていた医師と製薬会社の癒着の構造に目覚めたと言えます。それからは製薬会社との関係を最小限にすることに決めました。

製薬会社はなぜ医師への利益供与に熱心なのか、それには当然、理由があります。新薬はその特許が切れるまでの十数年間で巨額の研究開発費を回収しなくてはなりません。そのため、製薬会社は膨大な研究費、宣伝費をつぎ込み、おびただしい数の講演会を開きます。そこでは講演料を受け取った大学病院の医師らが、末端の病院勤務医、開業医へむけて新薬について講義をするのです。

たとえば以前、降圧薬としてアンジオテンシン受容体阻害薬（ＡＲＢ、オルメサルタン、カンデサルタンなど）という薬が開発されました。この薬は、血圧を下げる以外にも腎障害・心筋梗塞再発を予防すると講演会で耳にタコができるほど聞かされました。わたしもそれを信じて多くの患者に投薬しました。結果、この薬は世界的にヒットし、大手製薬会社は巨大な利益を得たのです。

ところが新薬の特許が切れるとジェネリック医薬品が登場し、値段は4割以下となるので大手製薬会社はその薬から一斉に手を引きます。特許が切れたあと、製薬会社とは関係のない医師らがＡＲＢは本当に腎障害などに効くのかガチンコの解析を行いました。

２０１６年権威ある医学雑誌「The Lancet」が掲載したのは「ＡＲＢにそのような効果は証明されない」という論文でした[17]。おびただしい数の講演内容のデータは過大広告、もしくはねつ造だったのでしょう。

製薬会社のためのガイドライン

製薬会社と医師、研究者の関係がどういうものなのか、糖尿病治療ガイドラインの根拠となった数多くの無作為化比較試験の裏に隠された事実を暴き、癒着構造を見事に証明した論文をご紹介しましょう。2015年に「British Medical Journal」に掲載された論文によると、1993年から2013年まで糖尿病にどの薬が効くかというテーマで行われた無作為化比較試験の論文は3782編あり、その著者は1万3592人に及びました[18]。

ところが、著者のうち執筆数でトップ110人（全著者の0・8％）が全論文のおよそ32％にあたる991編の著者に名前を連ねています。この110人のうち48人は製薬会社に雇われていました。991編の論文のうち906編は製薬会社から資金援助をもらった研究でした。

つまり、全著者の1％以下にあたる110人が全論文うち30％の論文の著者となっていて、その著者のうち40％以上が製薬会社の社員で、90％以上の論文は製薬会社の援助を受けていたということです。

そんな状態で、ある薬が本当は効かなかったとしても、まったく効かないと著者が論文に書くでしょうか？　普通に考えて、まあ、ないでしょう。

おまけに、執筆数トップ110人による論文の40％以上にはゴーストライターがいたというのです。どうしてゴーストライターが必要なのでしょうか。ゴーストライターを用いるのは、名前を出せない、出したくない、人の数を揃えたい、そんな理由が想像できます。

まったくの素人がゴーストライターになれるわけはなく、ゴーストライターが論文を書いたとするなら、それはおそらくは製薬会社に関係する人たちなのでしょう。

このように、製薬会社の垢にまみれた研究を基盤として糖尿病などのガイドラインは成り立っているのです。

かくしてメタボは蔓延した

他の学会のガイドラインも似たようなものです。悲しいかな、臨床系の医学会からは製薬会社の利益が上がるようなガイドラインしか生まれないのです。

この現実は欧米も日本でも同じです。

日本のメタボリックシンドロームの定義と診断基準は、糖尿病治療ガイドライン、動脈硬化性疾患治療ガイドライン、高血圧治療ガイドラインなどを論拠として作られました。

ガイドラインには程度の差こそあれ、メタボが存在することで薬の処方が増える製薬会社からの影響があるはずです。

体重を減らす、痩せる食品やサプリメントは商売と結びつきやすい分野です。このこともメタボには有利に働いた可能性があります。本来、ダイエットにはある程度の努力が必要ですが、「○○○を1日1回のむだけで○○kg痩せられる」のサプリメントや食品、「痩せるためのレシピ」の類はちまたにあふれています。「メタボ」だと宣告された人たちが手を伸ばすであろうことは容易に想像できます。

そもそもメタボに関わった主に大学病院の内科系教授たちの勉強不足がありました。また、メタボのガイドラインを作った彼らは製薬会社とつながりやすく、肥満から痩せへという潮流は食品会社、民間療法などが参加しやすかった。つまり、メタボが広がることで潤う人たちが多かったのです。このことは2007年当時、欧米でもすでに指摘されていました。

こうしたことが複雑に絡み合い、日本でメタボが「蔓延」しているのだと想像できます。

医学はときとして間違える

メタボは心血管障害の発症という、人の健康全体から見たらごく一部の疾患の発症のみを重視しすぎた、大学病院の内科系教授らが近視眼的な発想でつくった21世紀初頭の徒花です。おそらく10年後には風前の灯火となっているとわたしは予想しています。

ときとして医学は間違った説に数十年も熱病のように取り憑かれてしまうことがあり、そうしたエピソードは医学史にもしばしば登場しています。

たとえば、みなさんがよくご存じのビタミン。昔、風邪をひいたときにはビタミンをとったほうがいいと言われて果物を食べていた、そんな人もいるのではないでしょうか。数十年前はビタミンCには抗酸化作用があると言われ、風邪の予防など、あらゆる慢性疾患の予防に使われていました。

しかし、現在ではビタミンにほとんどの疾患の予防効果がないことがわかっています。あるビタミンが不足している患者には処方しますが、ビタミンCだけでなくあらゆるビタミンを慢性疾患の予防薬として処方する医師はいません。

また、大腸癌の原因は脂肪をたくさん摂取することと食物繊維の摂取が少ないことだと信じられていました。わたしが医師になった頃から20年間にわたって山のような数の研究論文がまことしやかに発表されていたものです。ところが最近10年ほどで脂肪摂取説も食物繊維説も完全に否定されて、当時はほとんど話題にも上っていなかったアルコール摂取が大腸癌の危険因子であることが確立されています。

このように常識だと思われていたことが実は大間違いだった、根拠が希薄だったという例はわたしが医師になってからのわずか40年の間でも枚挙にいとまがありません。

メタボもそのうちのひとつといっていいでしょう。メタボを疑問に思った多くの研究者たちが猛烈なエネルギーで研究を進め、メタボが間違いだったことを明らかにし、そしてその真逆ともいえる肥満パラドックスにたどり着いたのです。

現在、当院では定期通院していない希望者にのみメタボ健診を行い、定期的に通院している患者さんには行っていません。

「無料なのになぜやってくれないのか」とお叱りを受けることもありますが、メタボではなく、肥満パラドックスとその周辺にこそ真実の健康があるとわたしは思っています。小太りは決して悪ではなく、無理に痩せることはかえって体に悪い可能性すらあるのです。

いよいよ次章では肥満パラドックスの正体に迫っていきます。

第2章のまとめ

・死の現場に近い医師たちは肥満パラドックスを肌感覚で理解していた。

・メタボリックシンドロームの目的は心血管障害とその原因のひとつである糖尿病の発症を予防すること。しかし、メタボの定義は曖昧で、その診断基準には疑義もある。

・日本のメタボリックシンドロームの診断基準は特に疑問点が多い。腹囲を計って内臓脂肪の多い少ないを正確に判断することは難しい。

・メタボの一番の根本的な問題は「死」を見ていないこと。脳心血管障害と糖尿病の予防、発症ばかりを気にしていて、その先にある人間にとって最大のイベントたる「死」を無視している。一方、肥満パラドックスはBMIとすべての死因による死亡の関係、つまり「どんなBMIの人が生き延びるのか、亡くなったか」に注目している。

・日本人では、肥満の有無や腹囲の大小にかかわらず、危険要因の数（高血圧、悪玉コレステロールが高い、善玉コレステロールが低い、喫煙、高血糖、年齢など）が増えるほど心血管障害の発症は増える。

・10年間メタボ健診と特定保健指導を行って腹囲や体重を減らしてもその目的である心血管障害の発症、死亡についても実はほとんど効果がなかった。

第3章　肥満パラドックスの正体

肥満パラドックスとは何なのか。まずはその歴史を簡単に振り返ってみましょう。透析、関節リウマチなどの疾患では肥満や肥満傾向が生命予後によい影響を与えることが1980年代から知られていましたが、すべての死因による死亡とBMIの研究成果は1990年代になって登場します。

1999年にふたつの重要な研究が発表されました。

ひとつはアメリカの癌センターが約105万人を14年間追跡した研究です[1]。対象となった人のうち約20万人が追跡中に亡くなりました。その膨大なデータを基にBMIと死亡の関係を調べたのです。論文は「New England Journal of Medicine」という現在も世界でもっとも読まれている専門誌のひとつに掲載されました。

この癌センターの研究の結果はその後約20年経過した現代でもまったく色あせていません。

この論文に掲載されたグラフが次ページの図17です。第1章でご紹介した、日本人7大観察研究の図4（21ページ）を比べてみてください。日本人でBMI30以上は人

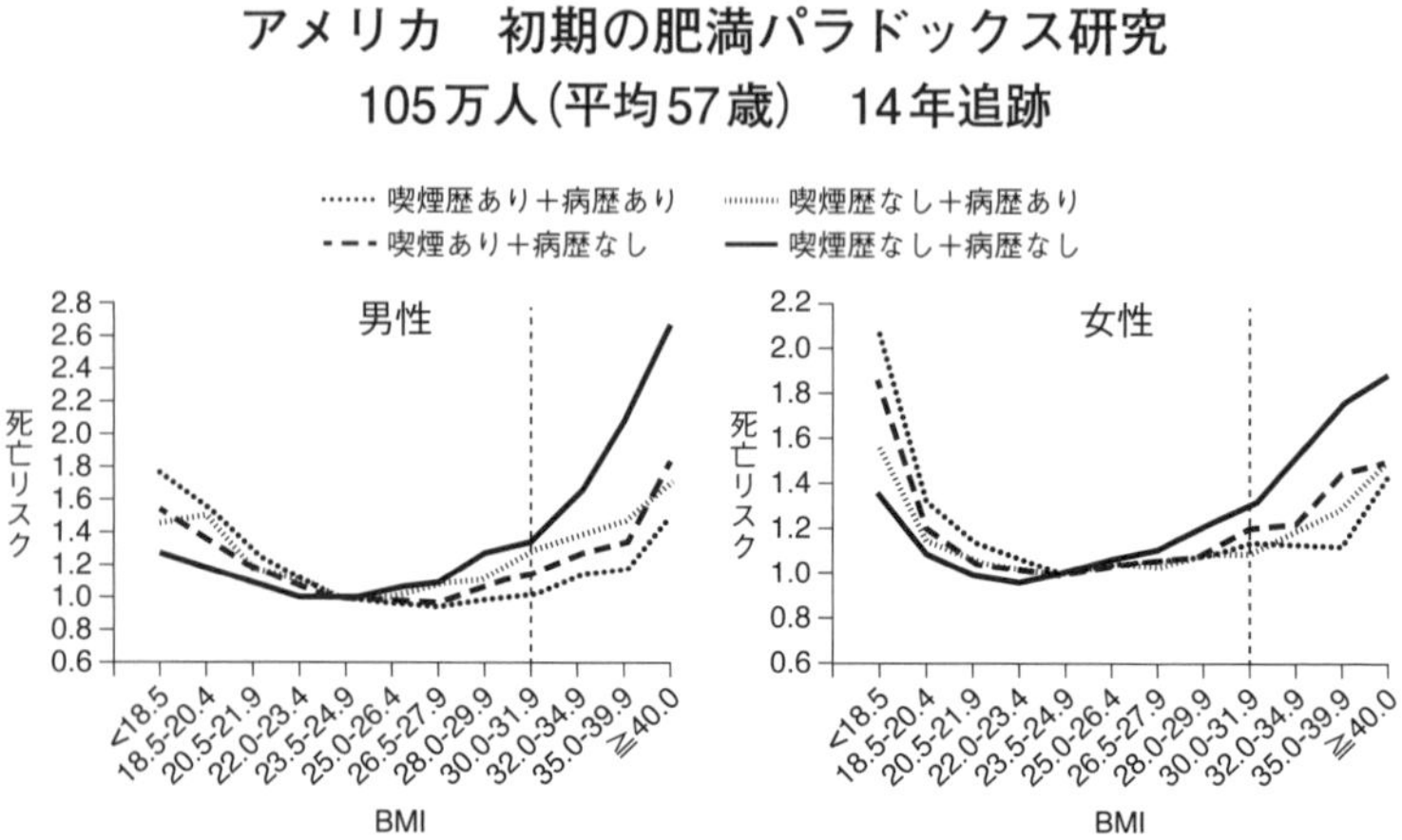

図17

Calle EE. et al. N Engl J Med 1999

口の数%なのでそこに縦のラインを引いて比べてみると、ふたつの研究の図の曲線はほとんど一緒です。アメリカ人と日本人はずいぶん体型が異なっているのですが、およそ男性でBMIが22・0～27・9、女性では20・5～27・9の小太りがもっとも死亡リスクが少なくなっており、現代でも十分に通用する一流の研究です。

もうひとつの研究は、アメリカの肺気腫の患者約2100人を17年間追跡した研究で、重症の肺気腫ではBMIが大きくなるほど、つまり太れば太るほど直線的に死亡リスクは減っているという衝撃的なものです[2]。特にBMIが30以上でもっとも死亡リスクが低くなっています。

呼吸器内科の医師たちが、メタボに懐疑的であったことは第2章で触れました。現場の実感が見事に証明されています。肺気腫、肺炎などの呼吸器疾患のＢＭＩと死亡リスクの関係については第４章で解説します。

わたしが探した限りですが、どうやら１９９９年のこのふたつの研究が肥満パラドックスの源流となっているようです。この年が「肥満パラドックスの夜明け」と言えるかもしれません。

「肥満パラドックス」の誕生

その後、２００５年までにさまざまな分野で研究が進み、小太りのほうが長生きという報告が相次ぎました。当初、この現象は「reverse epidemiology」、〝矛盾（あるいは逆説）の疫学〟とでも訳すべき言葉で説明されていました。

初めて「Obesity paradox（肥満パラドックス）」という言葉が論文に登場するのは２００２年です。その論文は「The Impact of Obesity on the Short-Term and Long-Term Outcomes After Percutaneous Coronary Intervention: The Obesity Paradox?」（経皮的冠動脈インターベンション術後の短期、長期予後に及ぼす肥満の影響：肥満パラドックス？）というもの。[3] 著者はアメリカの循環器内科医です。メタボ全盛の時代に常識を覆す研究を行い、その論文に「肥満パラドックス」というしゃれた命名を行ったこと

初めて肥満パラドックスと命名した論文

The Impact of Obesity on the Short-Term and Long-Term Outcomes After Percutaneous Coronary Intervention: The Obesity Paradox?

9,633人　1年追跡

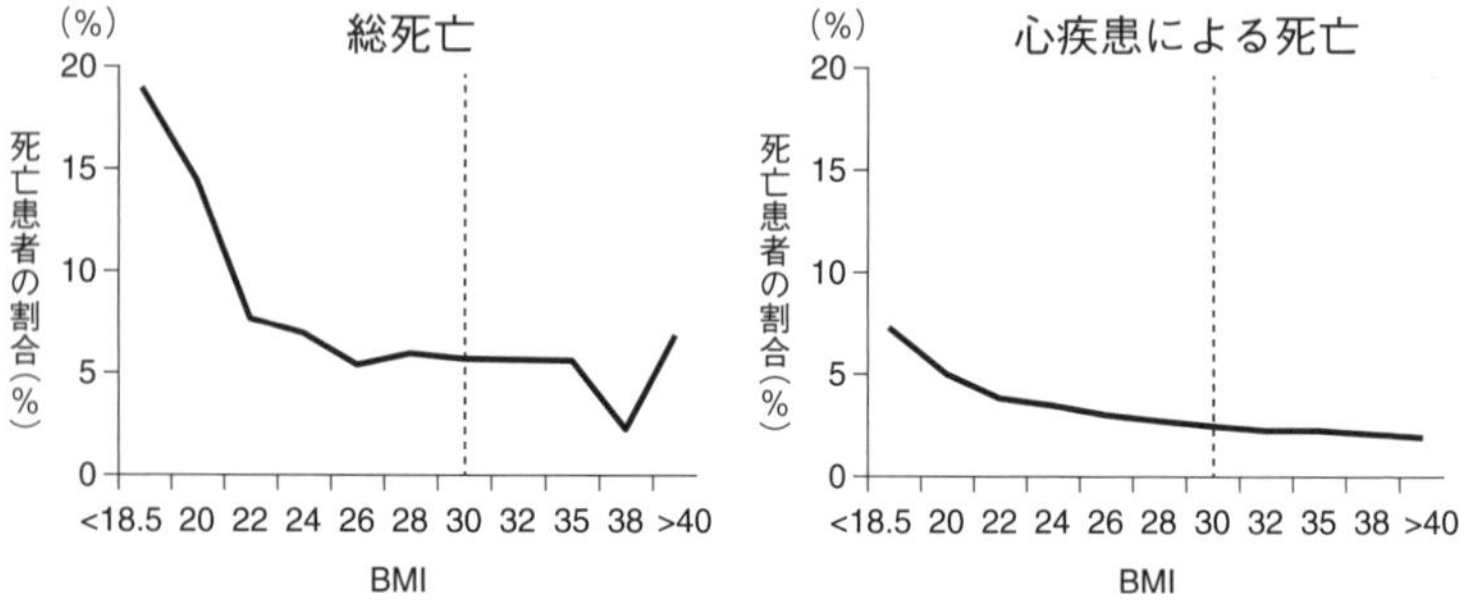

図18　Gruberg L. et al. J Am Coll Cardiol 2002を基に作成

に脱帽します。

研究結果も経皮的冠動脈インターベンション術後はＢＭＩが大きくなればなるほど死亡患者の割合が減るというきれいなものでした（図18）。

２０１０年代半ばを過ぎると、いよいよ肥満パラドックス研究が盛んになり、論文も増えていきます。

日本最大の７大観察研究は２０１１年に発表され、35万人を対象としていました。わずか5年後の２０１６年には世界最大となる３０００万人のＢＭＩと総死亡を解析した論文が出ました。第1章でご紹介したものです。ひとつの研究で解析できる人数はどんどん増え、その結果、研究はますます正確になっていきます。

肥満パラドックスの研究がここまで急

激に進んだ背景にはコンピューターのめざましい進化があります。

私が30年前に100人の患者で1人当たりせいぜい数百項目の多変量解析を行ったときは、名古屋大学東山キャンパスにある全国共用の大型コンピューター（7〜8階建てのビル全体）を使うしか計算方法はありませんでした。今なら並のノートパソコンにSPSSやStataなどの統計解析ソフトを入れれば、たとえ10万人規模でも日曜日の暇なときに自宅で解析できてしまいます。

「肥満パラドックス」は膨大なデータをもとに検証されることで、信頼性を高めてきたのです。

肥満パラドックスは文化の差を超える

次に肥満パラドックスは世界中どこでも成立するのか、という疑問について考えてみましょう。

まずは日本人。日本人7大観察研究を見てください（21ページ、図4）。もっとも長生きなBMIは男性で23・0〜29・9、女性では21・0〜26・9となっています。

次に世界を見てみましょう。とはいっても世界には約200の国々がありますが、

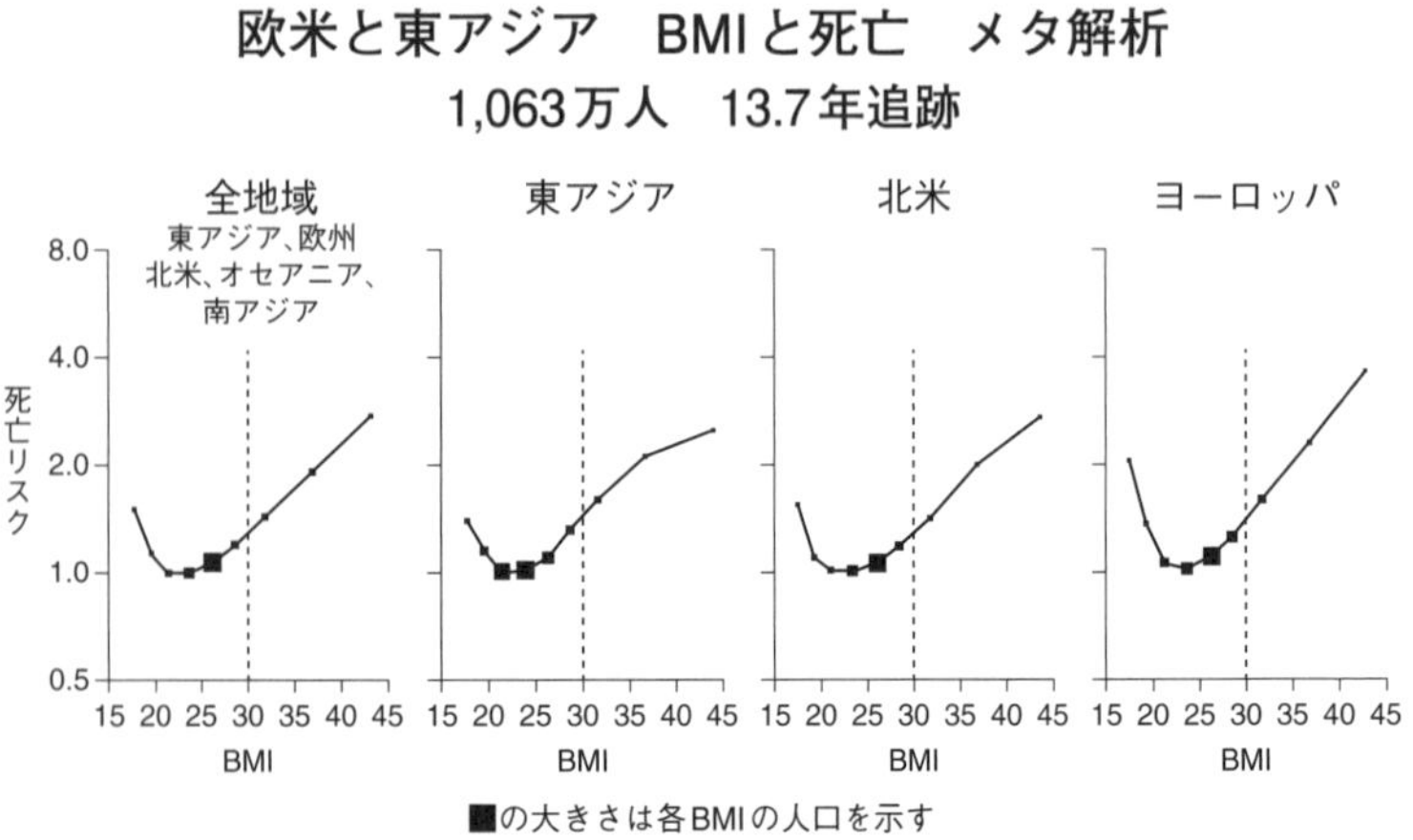

図19

The Global BMI Mortality Collaboration Lancet 2016を基に作成

BMIと死亡リスクの関係を調査・研究したしっかりしたデータがあるのは、北米、欧州、東アジア（中国、韓国、台湾、日本）、南アジア（インド、バングラディシュ）などの一部の国だけです。圧倒的に論文が多いのはアメリカ、ヨーロッパ、中国、韓国です。残念ながら日本はそれらの国におよびません。

図19はBMIと死亡の研究が報告されている地域ごとの結果です[4]。およそBMIが24〜25で最も死亡リスクが少なく、それより痩せていても太っていても死亡リスクが上がります。日本人にとってBMI30以上の人口は少数しかいないのでBMI30のところで線を引きました。ヨーロッパ、北アメリカは白人が中心の研究なのでほぼ同じようなカーブを描いています。多少の違いはありますが、これ

らの国ではＢＭＩ30以上の人が全人口の25～35％と多いことが共通しています。そのため、Ｕカーブではなく、ＢＭＩ30以上である右側にぐーっとグラフが伸びていくＪカーブになるのです。

これらのグラフを見ると、「肥満パラドックス」は地域の差、おそらくは文化、生活の差を超えていることがわかります。

日本人が見て違和感を覚えるのは横軸のＢＭＩが45まで続いていることでしょう。日本でＢＭＩが30を超えるのはおよそ人口の数％。ＢＭＩが45というのは身長１７０㎝でおよそ１３０㎏になりますから、まさに力士のような体型です。みなさんが普段周囲で見ることのない体型でしょう。

健康に大きな影響があるとしてアメリカで問題になっている肥満はこうした度を越した肥満についての話で、日本のメタボ健診でひっかかるような小太りはその対象ではないのです。

日本人の死亡リスクを上げるのは痩せた人

次に日本の研究で、年齢と肥満パラドックスの関係を見てみます。

世界に先駆けてＢＭＩと死亡の関係を分析した津金先生らによるＪＰＨＣ論文で

日本　高齢者（65歳〜79歳）　BMIと死亡
2.7万人　11年追跡

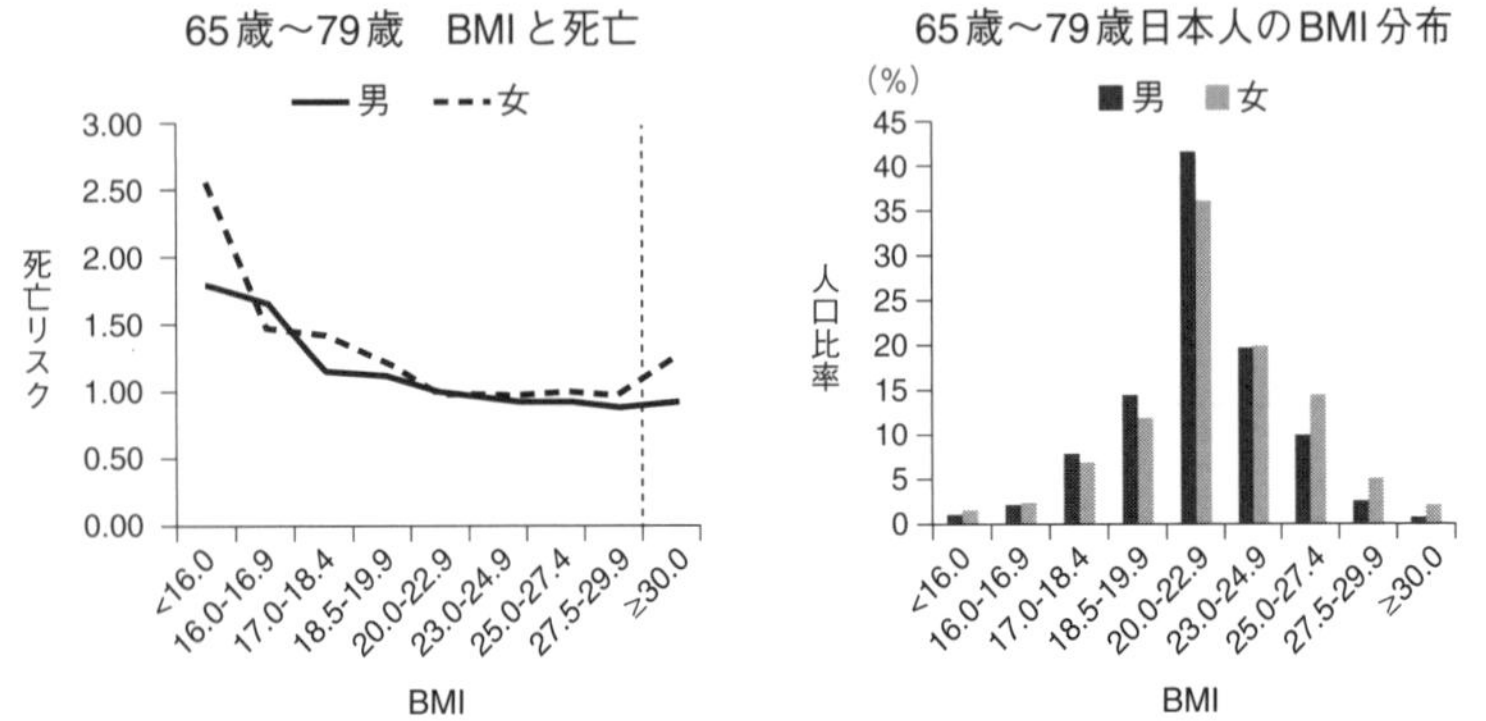

図20

JACC study Obesity 2010を基に作成

は、40歳〜59歳の中年の男女約４万人を10年間追跡しました（76ページ、図16）。

では、登録時に65歳を超えている高齢者を追跡するとどのような結果となるのでしょうか。

この研究は北海道大学の玉腰暁子先生らが主催するＪＡＣＣ（Japan Collaborative Cohort Study）によるものです[5]。２０１０年に発表された65歳〜79歳の２・７万人を11年間追跡した研究の結果を図20に示しました。

左がＢＭＩと死亡の関係です。男性においてはＢＭＩ20・０〜30・０と30・０以上の死亡リスクに統計的に有意な差はありません。ほぼ同じと考えていいでしょう。

ＢＭＩが20・０未満では痩せるほど徐々に死亡リスクが上昇し、ＢＭＩが

16・0より下になると20・0〜22・9に比べて1・78倍まで上昇します。最も死亡リスクが低いのは27・5〜29・9の小太り〜中太りです。

一方、女性ではBMIは20・0〜29・9までの死亡リスクが低く、30・0以上で1・37倍とやや上昇し、BMIが20・0未満では痩せるほど急激に死亡危険度は上昇していきます。BMIが16・0未満ではBMI20・0〜22・9に比べてなんと2・5倍も死亡リスクが上昇します。BMI20・0未満では痩せるとあたかもどんどん命が削られていくようです。女性でもっとも死亡リスクが低いのは23・0〜24・9です

図20の右グラフは65歳〜79歳の日本人のBMI分布です[5]。BMI30・0を超えるのはわずか数%、ところがBMI20・0未満は4人に1人はいます。日本人の死亡リスクを押し上げているのはBMIが30以上の肥満でもなく、BMIが25〜30の小太りでもなく、BMIが20未満の痩せた人たちなのです。

痩せた高齢者は死と隣り合わせ

乱暴に言えば、小太りよりも、そして肥満よりも、痩せている高齢者こそが死と隣り合わせ、ということになります。こうした人たちは体重を増やすべきなのです。

参考までに欧米の高齢者でも日本と同じことが言えるのか見てみましょう。

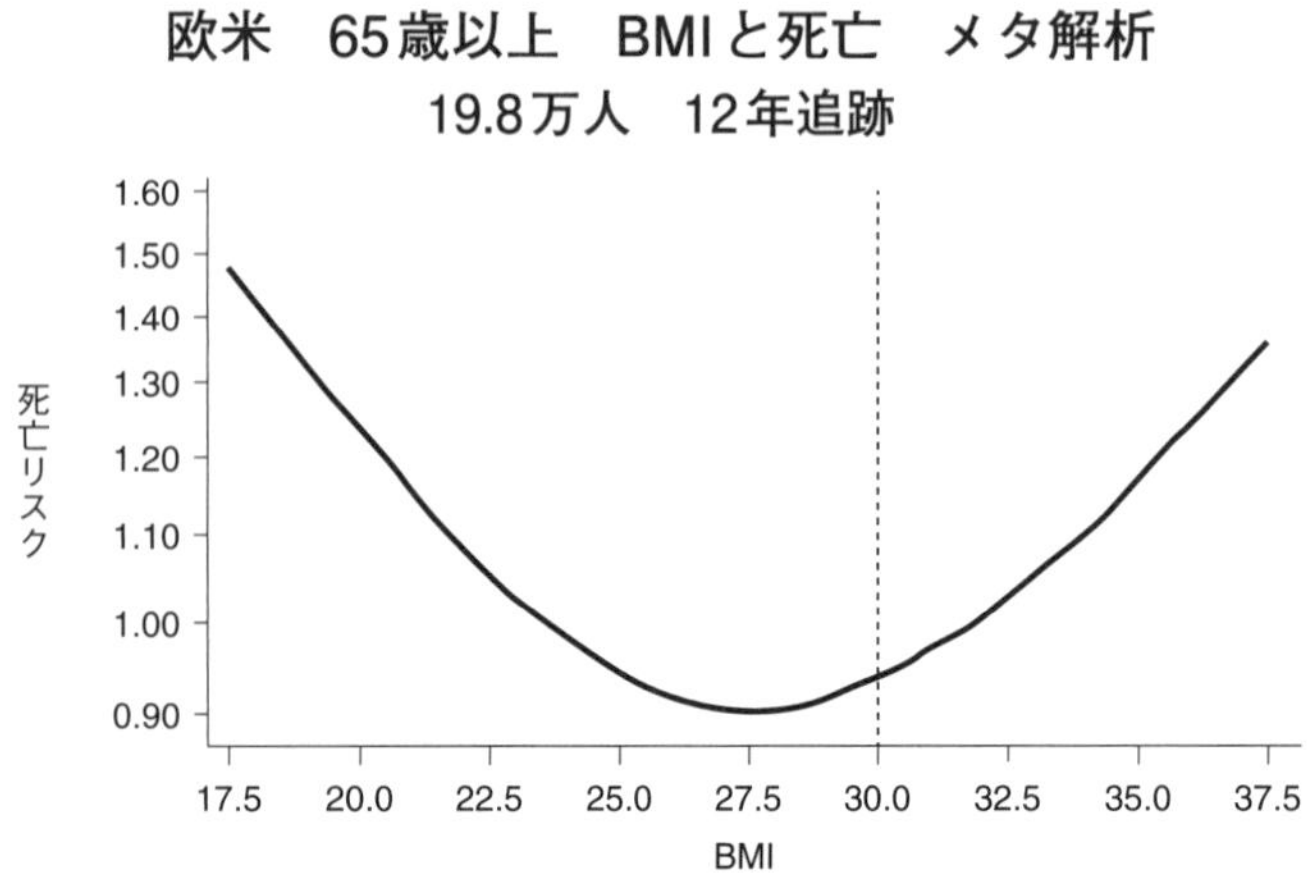

図21　　Winter JE. et al. Am J Clin Nutr 2014を基に作成

主に欧米人65歳以上の高齢者を追跡した32のコホート研究のメタ解析が２０１４年に発表されています。[6] 図21です。約19・８万人（65歳以上）を12年追跡しました。ＢＭＩ27・５〜28・０を底にしてＶ字を描いています。特にＢＭＩ23以下とＢＭＩ33以上で死亡リスクは急激に上がっています。日本人の研究では死亡リスクが低いＢＭＩの幅は広く鍋底型となっていますが、欧米はＶ字型です。Ｖ字ではありますが、25〜30程度の小太りがやはり死亡リスクが低いと言えそうです。

国が異なるとどうなるか、年齢の変化でどう変わるかなどさまざまな視点で肥満パラドックスを見てきました。ＢＭＩと死亡リスクをグラフにすると、逆Ｊカーブ、Ｖ字、Ｕカーブ、鍋底型などのさまざまなかたちではありますが、痩せは早死にして小太りのほうが長生きする、という点は共通しています。

肥満パラドックスは一部の人だけにあてはまる特別なものではなく、国や人種、年齢、性差を超えて成立しているのです。

だからこそ、健康のためには「メタボ」ではなく「肥満パラドックス」が重要だとわたしは強く主張しているのです。

第3章 まとめ

・肥満パラドックスの論文が出始めたのは1999年で約105万人を14年追跡したアメリカの癌センターの論文がその嚆矢。小太りがもっとも長生きするという内容で現代の研究とくらべてもほぼ同じ結果で遜色はない。

・その後、2000〜2010年にかけて肥満パラドックス研究はゆっくり進み、2010年以降に多くの総合的な研究が登場するに及んで飛躍的に進歩した。コンピューターの性能が格段に進化したことが背景にある。初めて「肥満パラドックス」という名前が論文に登場したのは2002年。

・肥満パラドックスは国、地域、性別、年齢の違いにかかわらず成立する。高齢者ほど痩せの死亡リスクが大きいなど多少の違いはあるが、常に痩せの死亡リスクが高く、BMI30までなら小太りの死亡リスクは低い点は共通している。

第4章　小太りはあらゆる病気に強いのか？

この章では日本人の健康にもっとも強い影響を与え、死にも直結するさまざまな種類の癌や心筋梗塞、心不全、脳血管障害（脳卒中）、肺気腫、肺炎、そしてメタボの主眼である糖尿病など重大な疾患におけるＢＭＩと死亡の関係を明らかにします。

なぜわざわざ疾患別に再度、肥満パラドックスについて見ていく必要があるのでしょうか。前章までで肥満パラドックスが成立することはわかったよ、これ以上の細かい説明は面倒だからもういいよ、という方もいると思います。

これまで、基本的には総死亡とＢＭＩについて肥満パラドックスが成立することを見てきました。

重要な疾患別に肥満パラドックスを見ていく意義は、総死亡という全体から見ると肥満パラドックスが成立しているように見えても、実はＡというひとつの重大な病気から見ると肥満パラドックスが成立しないかもしれない、という点にあります。

たとえば、癌では肥満パラドックスが成立するが、認知症では成立しないとなったらどうでしょう。認知症そのものではなかなか死なないですし、数でいうと癌死のほうが圧倒的に多いのでふたつ合わせると成立しているように見えてしまう、という可能性です。そうしたことがもし本当にあったら、癌なら太ったほうがいいけれど、認知症では痩せたほうがいい、となり、長生きのためにとるべき戦略が変わってきます。

そのため、面倒でも疾患別に肥満パラドックスが成り立つかどうか調べる必要があるのです。

まずは日本人の死因の1位の癌と3位の肺炎を含む呼吸器疾患について見ていきます。その後、メタボの信奉者が太っているほうが不利になると主張している心血管障害、特に心筋梗塞と心不全、そしてそれらの病気の一因となる糖尿病についても改めて検討します。認知症については第6章で解説します。

どんな体型が癌になりやすいのか

まずは癌です。

日本人の2人に1人は癌になり、3人に1人は癌で亡くなります。おそらく読者の方々も癌になった、という肉親、友人、知人がすぐに思い当たると思います。日本人にとって一番気になる疾患です。

灰本クリニックでは年間、70~100人ほどに癌を見つけています。毎週1人以上という計算です。そして、約３００人の癌手術後・抗癌剤治療中の患者が定期通院していています。手術後、あるいは化学療法を受けて、まだ5年経過していない患者さんたちです。

癌になる前は肥満パラドックスを話題にして痩せるな、と伝えてもピンときていない患者さんがほとんどでした。ところが、がんセンターや大学病院から退院してくると、「病棟で隣の癌患者さんと話してみると、先生が痩せるなと言う意味が本当に理解できた」と異口同音に言います。

しかし、それでは遅いのです。癌だけでなく致死的な疾患になる前から太る準備をすべきなのです。

さて、癌による死亡とＢＭＩの関係を見る前に、まず癌の発症とＢＭＩの関係を確認しましょう。日本でこのテーマを扱ったものに国立がんセンターのＪＰＨＣ研究があります。[1] 次ページの図22です。追跡を開始したときに見つからないような小さな癌がすでにあったかもしれないので、登録後3年以内に発症した癌患者を除いて解析しています。

約9万人を10年間追跡して得られた結果は、男性の場合、ＢＭＩが23・０〜24・9の人を基準にすると、ＢＭＩが19・０未満で約29％、19・０〜20・9で14％ほど発症リスクが増えていました。死亡リスクではなく、あくまで発症リスクです。

一方、ＢＭＩが30以上だと、グラフでは一見増えているように見えますが、統計学

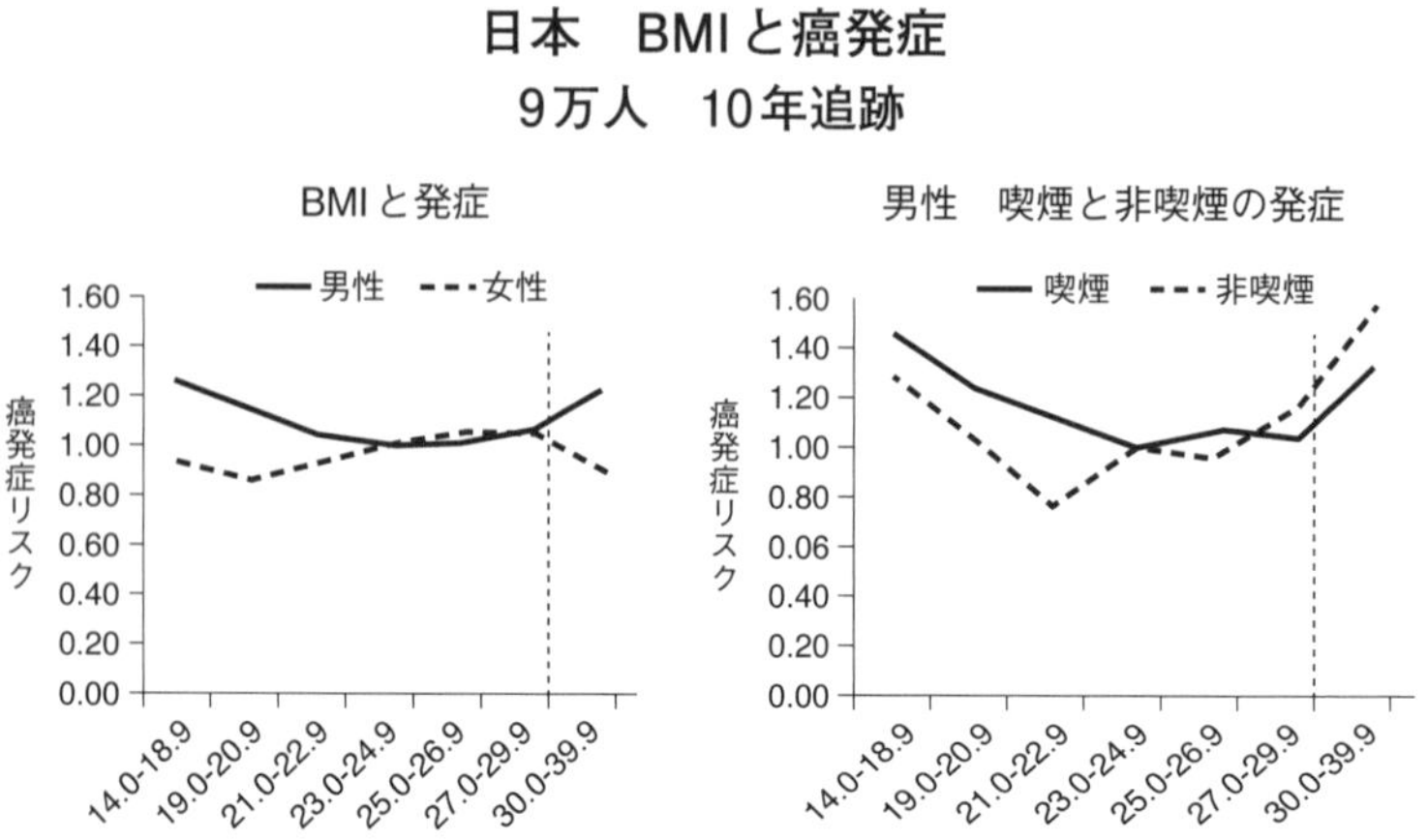

図22

JPHC Cancer causes & control 2004を基に作成

的には誤差の範囲でした。つまり、痩せが癌を発症しやすいということです。注意すべきはＢＭＩ19・0未満の男性でしょう。そして、よく見ると、21・0〜22・9のいわゆる標準体重、健康体重の人たちも10％程度、発症が増えていますが、25・0〜29・9の小太りの人たちはほとんど増えていません。男性の場合、ＢＭＩ23・0〜29・9あたりの小太り体型が一番、癌を発症するリスクが低いという結果です。

さらに男性を喫煙者と非喫煙者に分けてみると、痩せた男性喫煙者の癌発症リスクが増えていることがわかりました。これは喫煙関連の癌（肺癌、食道癌、咽喉頭癌）が増えるからだと考えられます。癌については、男性の痩せた喫煙者がもっとも危険だといえます。

一方、女性は太っていても痩せていても、癌の発症については統計学的には差が見られませんでした。

2018年にBMIと癌の発症の関係について、世界から約153万人の癌患者のデータを集めて解析が行われました。[2] それによるとBMIが大きくなればなるほど、つまり太れば太るほど増えていく癌は子宮内膜癌、食道の腺癌、腎癌などとなっています。これらは日本では比較的稀な癌です。

逆にBMIが小さくなる（痩せる）ほど発症が増える癌もあって、口腔癌、肺癌、閉経前乳癌、早期前立腺癌などでした。

肺癌は日本でも胃癌や大腸癌とならび発症数が多い癌です。そして、死亡率が高いことでも知られています。痩せた喫煙男性にとって気になるデータではないでしょうか。

癌にとってメタボの指導は逆効果

癌の発症に関して、日本では特に男性は肥満ではなく、痩せと喫煙に注意する必要があることがわかりました。では、死亡についてはどうでしょう。

日本人7大観察研究では疾患別のBMIと死亡についても解析しています。[3] これも

日本　BMIと癌死（5年以内の死亡を除く）
35万人　12.5年追跡

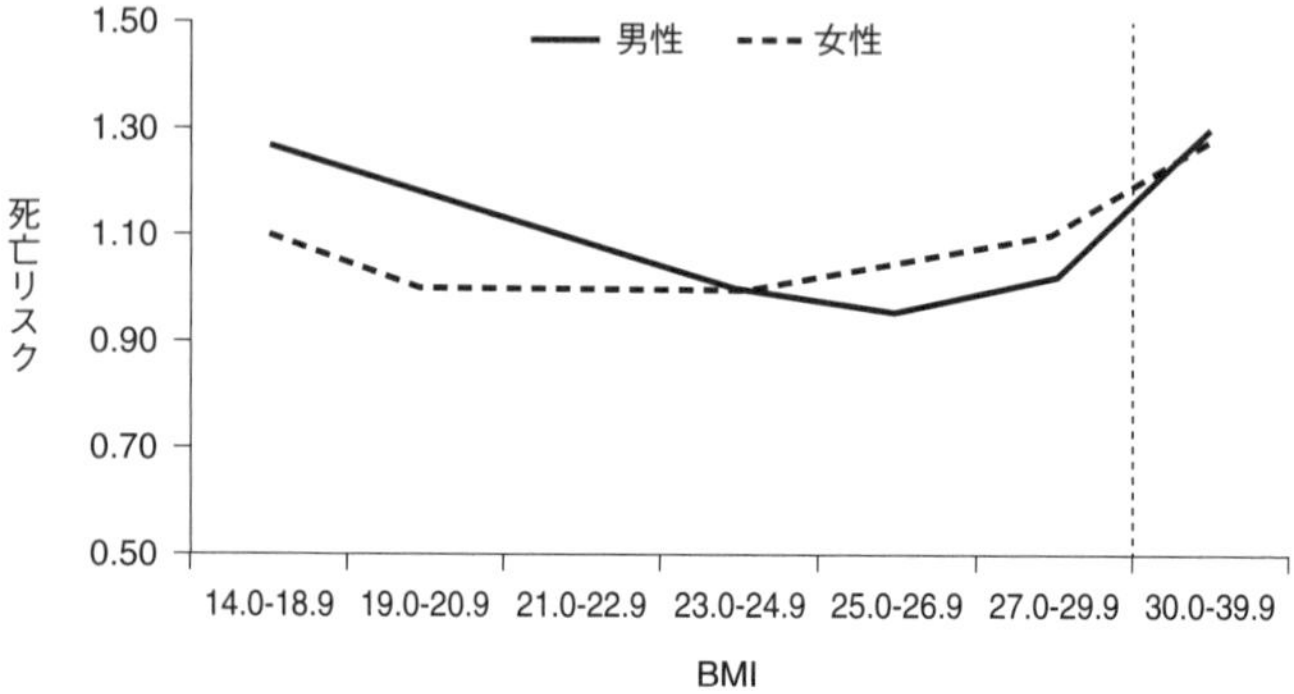

図23

Sasazuki S. et al. J Epidemiol 2011を基に作成

一般住民を登録して追跡を開始した初めの5年間に癌で亡くなった人たちを除いて解析しています。登録時にすでに癌にかかっていた場合の体重減少による影響を除くためです。

癌死とBMIの関係は図23のようになります。死亡リスクが低いのは男性ではBMIが21・0〜29・9、女性では14・0〜29・9です。逆に死亡リスクが高くなるのは男性でBMIが14・0〜20・9と30・0以上の痩せと肥満の人たち、女性では30・0以上の肥満の人たちでした。

繰り返しになりますが、BMI30以上の人口は日本人全体の数％なのに対して、BMI20未満は15％、BMI21未満では20％もいるので、痩せた人たちが癌による死亡数を押し上げていることになります。

つまり、太った人たちよりも痩せた人たちに健診、食事、運動指導などの人的、社会的資源を集中させた方が日本全体の癌死を減らすためには効果的だということになります。そろそろ癌年齢を迎える40代、50代に「メタボだ」といって、ダイエットを促すことは、こと癌に関しては意味がないどころか、逆に癌による死亡リスクを高めることになります。

高齢化社会が原因で日本での癌による死亡者は右肩上がりに増えています。メタボ健診、指導をするくらいなら、その人的資源、経済資源を、一刻も早く痩せている人の早期癌をどうしたら発見できるかに向けるべきなのです。

増え続ける肺癌死

癌については肥満パラドックスが見事に成立、痩せは危険、という結論です。さらに正確を期すのであれば、さまざまな種類の癌をひとつずつ検討していく必要があります。

ただ、すべての癌について検討すると煩雑になるので、ここでは日本人の癌の中で年齢調整死亡率第1位（男性1位、女性2位、男女合計1位）である肺癌、2位大腸癌、それに最近急激に増えて女性の癌死1位に躍り出た乳癌について詳しく見ていきたいと思います。

50年にわたってどの癌が増えているかを考えるとき、単純な死亡数やそれを全人口で割った単純な死亡率ではその原因や本質は見えてきません。癌などの致死的な疾患は発症も死亡も中年に比べて高齢者が圧倒的に多いので、死亡数が増えたのは高齢者の人口割合が増えているからなのか、他の原因があるのか、わからないからです。時代を超えて比較するためには基準となるある年の年齢階級別人口割合（文献4では1985年）に統計的に当てはめて再計算する方法を使います。これを年齢調整死亡率と言い、ほぼすべての科学論文ではこれを使って比較しています。

男性の肺癌は1998年に胃癌を抜いて日本の癌の年齢調整死亡率で第1位となりました。以来、20年間、1位のままです[4]。

肺癌は喫煙が最も大きな危険因子であることはわかっているのですが、それだけで近年の増加傾向を説明できません。喫煙者数は減り続けていますし、分煙、禁煙の場所も増え、以前よりも他人の煙草の煙に曝されることは少なくなっているからです。

増加している原因としては喫煙に無関係な女性ホルモン、汚染大気（PM2・5）、食品などの可能性が考えられていますが、まだはっきりしたことはわかっていません。

近年、増え続けている肺癌ですが、他の臓器の癌に比べて悪性度が高いのでさらにやっかいです。

ステージ1の早期癌でも5年生存率は80〜90％、ステージ2では50〜60％、ステージ3になると40％となります。肺癌はもっとも助かりにくい癌のひとつといえます。

それならば、せめて早く発見して治療を始めたいところですが、その早期発見が困難です。

早期では自覚症状がなく、進行しても咳、痰、発熱、呼吸困難などの症状は他の呼吸器疾患と区別がつきにくいのです。

ステージ1の肺癌を胸部レントゲンで診断するのはほとんど不可能と言っていいと思います。ステージ1Aの時期に発見するにはCT検査をするしか方法はありません。しかし、すべての医療機関にCTが装備されているわけではなく、医療機関によって肺癌診断の能力に差があるのが現状です。ちなみに当院では年間約20人の肺癌を見つけています。

さらに、肺癌は脳、骨、副腎など周囲へ転移しやすいことでも知られています。このことが肺癌の予後を悪くしています。癌のなかでもとにかく非常にやっかいな癌であることは間違いありません。

世界　BMIと肺癌発症　メタ解析
725万人　5.6万人発症

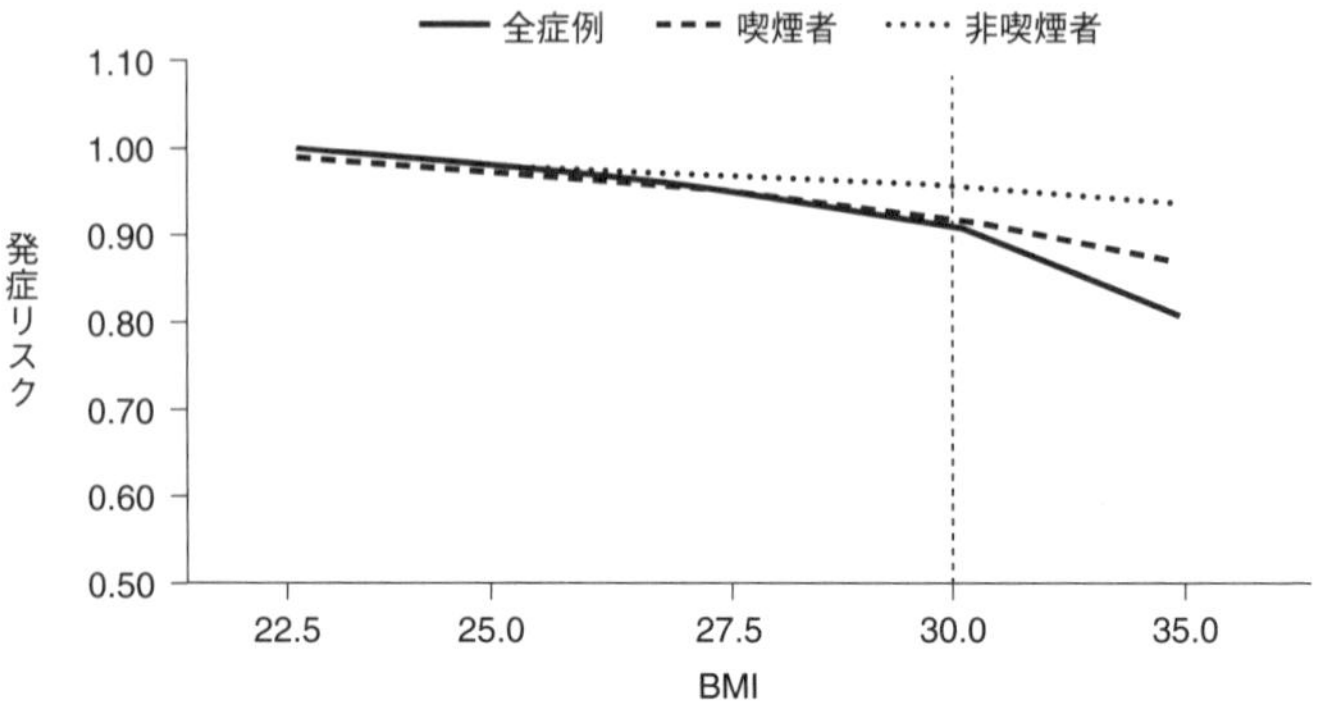

図24

Duan P. et al. Sci Rep 2015を基に作成

肥満が肺癌を予防する？

肺癌発症とＢＭＩの関係はどうなっているのでしょうか。

まず、２０１５年のメタ解析からＢＭＩと肺癌発症の関係を見てみましょう。７２５万人を追跡して５・６万人が肺癌を発症しました。それを喫煙者と非喫煙者に分けて解析した大規模な研究です[5]（図24）。

結果は喫煙の有無にかかわらずＢＭＩが22・５以下の痩せた人たちに発症のピークがあり、それよりＢＭＩの数値が大きくなるほど、つまり体重が増えるほど発症リスクがゆっくりと下がっていくというものでした。ＢＭＩ30を超えた肥満でもどんどん発症リスクは下がります。

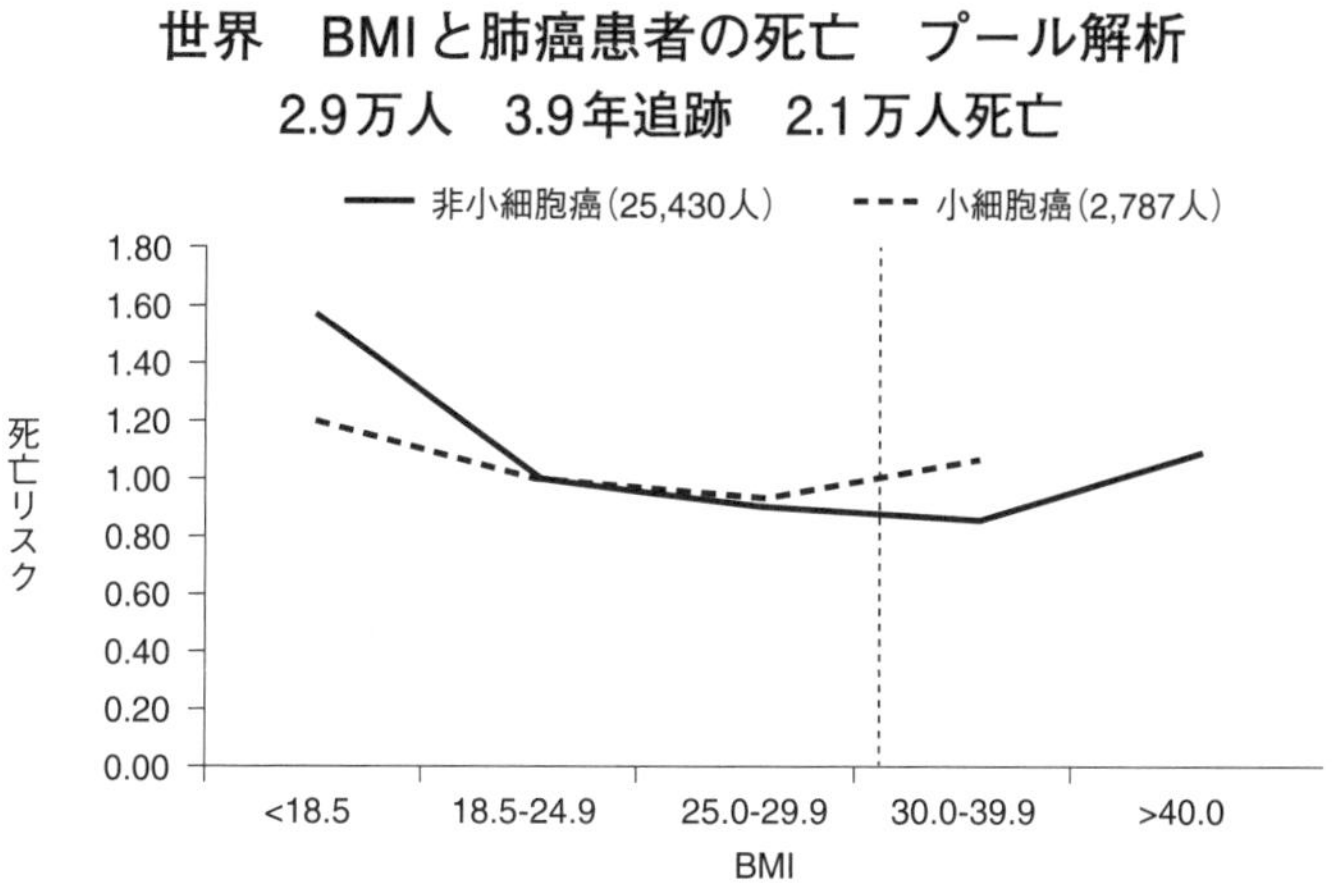

図25

Shepshelovich D. et al. J Thorac Oncol 2019を基に作成

まるで肥満が癌を予防しているかのようです。

　さきほど見たように、全ての癌でみると、BMI19未満の痩せの発症リスクが高くなります。肺癌でも痩せの発症リスクは高く、太れば太るほど発症リスクが低下しています。

　では、死亡リスクはどうでしょう。2019年、肺癌患者約2・9万人を約4年追跡したプール解析が発表になりました[6]。患者の71%が亡くなっています（図25）。グラフは小細胞癌と非小細胞癌に分かれています。腺癌、扁平上皮癌といった非小細胞癌が一般的に多い肺癌で、BMIが18・5〜24・9の死亡リスクを1・0としたとき、18・5以下では死亡リスクは1・56倍まで急激に上昇します。ところが、BMI25・0〜29・9では死亡リスクは０・89倍、ＢＭＩ30以上だとリスクは０・86倍と下がっていきます。つまり、ＢＭＩ39・９という相撲取りのような体型まで太れば太るほど肺癌の死亡リスクが減るのです。

一方、小細胞癌は少数派ですが、肺癌の中でもっとも悪性度が高く、死亡率も高い癌として恐れられています。小細胞癌は痩せても太っていても死亡リスクは統計的に差がありませんでした。

つまり、肺癌に関しては、太れば太るほど、発症リスクが下がり、また死亡リスクも下がるのです。まさに肥満パラドックスのお手本のような疾患だといえます。日本人の癌での死因1位である肺癌に備えるには、痩せよりも明らかに肥満が有利なのです。

ステージ4を生き延びるには

大腸癌による死亡は２０００年までかなりの勢いで増えて来ました。最近の20年は平坦になっていますが、年齢調整死亡率では2位です[4]。

まず、大腸癌に罹りやすいＢＭＩの研究は国立がんセンターのＪＰＨＣ研究から報告があり、男性ではＢＭＩ25・０未満に比べてＢＭＩ27・０〜29・９で１・４倍にな

欧米　BMIとステージ4大腸癌の死亡　プール解析
2.1万人　18カ月追跡

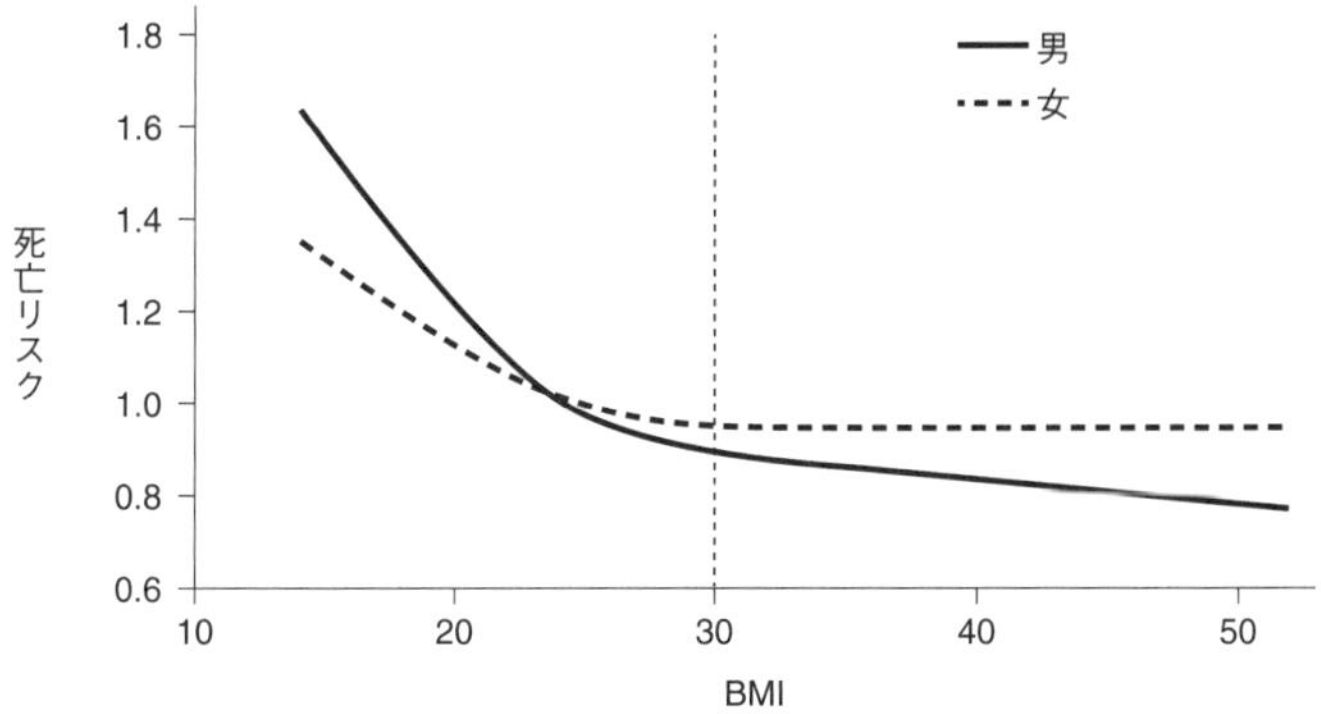

図26　RenfroJ LA. et al. J Clin Oncol 2015を基に作成

りますが、ＢＭＩ30・0以上では発症は増えていません。[7] 女性ではＢＭＩと大腸癌発症は関係しませんでした。つまり、日本人ではＢＭＩと大腸癌発症に強い関係はなさそうです。欧米でもＢＭＩと腹部肥満（腹囲）と大腸癌の発症に関しておびただしい数の論文が発表されています。おおむねＢＭＩ25・0以上の過体重や肥満では大腸癌発症は増えており、総合的に体重が5kg増えるごとに大腸癌のなりやすさは3％増えると報告されています。[8]

　ところが、いったん大腸癌にかかってしまうとどうなるでしょうか。大腸癌は進行度（ステージ）によってまったく生存率が異なります。5年生存率はステージ1で95％、ステージ2で80％、ステージ3では50〜60％、ステージ4では15％

です。ステージ1と2では助かる患者さんが多いので、生命予後に直結するステージ3と4で見るとBMIの意味がよくわかります。

前ページの図26はステージ4、つまり転移がある大腸癌患者を2・1万人集めて平均18カ月追跡してBMIと死亡の関係をみた欧米の研究です。(9) 日本にはそのような研究は見つかりませんでした。

BMI30以下になると痩せれば痩せるほど死亡リスクが高くなっていきます。ステージ4という厳しい状況では、小太りや肥満が圧倒的に有利で痩せは生存が難しいことを示しています。少なくとも欧米では肥満は大腸癌にかかりやすいにせよ、ステージ4という生存そのものが危ういときは生き延びます。早く亡くなるのは痩せた患者なのです。

乳癌は太ると不利になる？

乳癌患者の発症、死亡リスクとBMIの関係は他の癌とはやや異なった様相となります。

日本の研究では、閉経後の女性でBMIの数字が大きいほど乳癌発症リスクが高くなりましたが、閉経前の女性では関連が見られませんでした。(10) 閉経後の女性で、BM

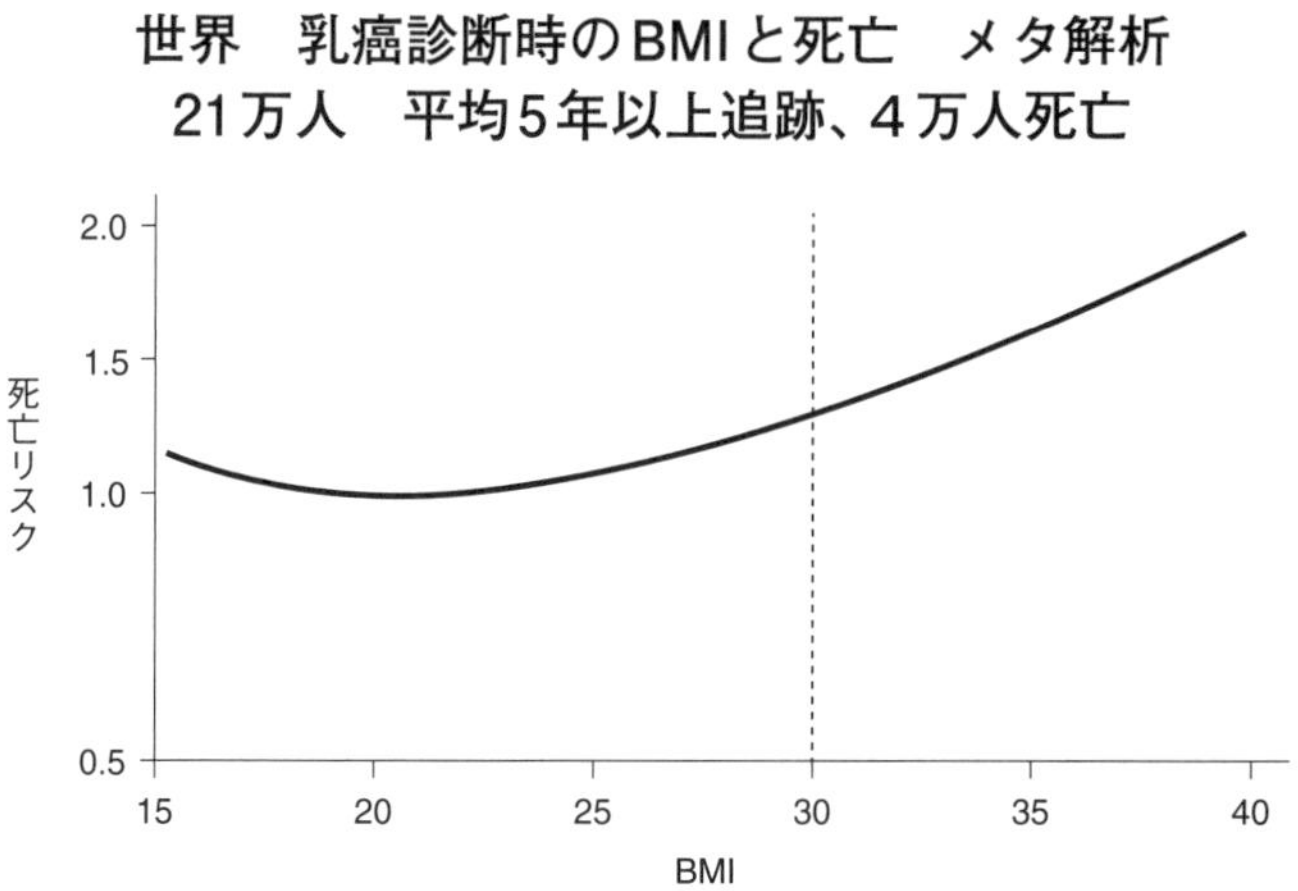

図27

Chan DSM. et al. Ann Oncol 2014を基に作成

Ｉ30以上のグループの乳癌リスクは、19未満のグループに比べ２・33倍高くなっていました。そして、日本人女性では、ＢＭＩが成人後に安定している人に比べ、ＢＭＩが５以上もしくは体重が７kg以上増えると閉経後乳癌のリスクが２倍前後高くなると報告されています。

一方、乳癌の死亡リスクについて世界のメタ解析（図27）によると、ＢＭＩの18・５～24・９を１とすると、25・０～29・９の過体重で死亡リスクは１・07、30・０以上の肥満で１・41と、太れば太るほど有意に死亡リスクが上がります[11]。ただ、悪性度が高いことが知られているＨＥＲ２陽性乳癌については、ＢＭＩ30以上が30未満に比べて死亡リスクが低いと報告されています。

乳癌は、他の癌に比べてＢＭＩ25以上

に太ることが不利に働く可能性があります。しかし、だからといってそのためだけに痩せるのは避けたほうがいいでしょう。なぜなら、ＢＭＩ20未満に痩せると他の病気による死亡リスクが上がるからです。もし乳癌にかかったらＢＭＩ24〜25を目標に体重を増やすのがいいと思います。

脂肪が手術の邪魔をする

肺癌をはじめとして、癌においても肥満パラドックスが成立することを見てきました。しかし、太った人が癌になった場合、ひとつ問題があります。

名古屋大学病院の大腸癌外科で活躍している上原圭先生（現・日本医科大学消化器外科）と肥満パラドックスについて話をしたとき、大腸癌手術では肥満が不利になるということを教えてくれました。

腹腔内に脂肪が多い人は、血管やリンパ節が脂肪の中に埋もれているので、手術がやりにくいといいます。患者さんによってはお腹の中に肘まで手を入れても患部に届かないこともあるそうです。そうした患者さんの場合、切除する部位が肉眼で見えなくなり、当然、手術に時間がかかるし、正確な手術がやりにくくなります。結果として、縫合不全、出血、術後感染、瘢痕《はんこん》ヘルニアなどの合併症が確実に増えるというリスクがあるのです。上原先生の感覚ではＢＭＩ25以上になると手術がやりにくくなるとおっしゃっていました。

ただし、肥満パラドックスを説明し、理解していただいた後、「手術のやりにくさは外科医の腕で乗り切れるが、命はそういうわけにはいかない。最近は術前からとにかく太れと指導している」と上原先生は方針転換されました。

では痩せていれば手術がしやすいのかというと、痩せすぎもよくないというから複雑です。ＢＭＩ18以下など、痩せすぎの人は臓器間に脂肪がないので、臓器の区別がしにくい、脂肪という防波堤がないので癌が他の臓器へ浸潤しやすいという弱点があるのだそうです。

あくまで手術を行う上で、という話ですが、ＢＭＩ18～25あたりが手術しやすいというのが上原先生の見解でした。

また、名古屋大学病院長で消化器外科の小寺泰弘先生は胃などの上部消化管は大腸よりも内臓脂肪の影響を強く受けるので、肥満の患者は手術がやりにくいとおっしゃっていました。

手術のリスクを考えたら、やはり体重は小太り程度に抑える、ＢＭＩ30以上の肥満の人はダイエットした上で手術に臨み、術後に増量につとめる、などの戦略をとるといいのかもしれません。

なぜ小太りは癌に強いのか？

ところで、なぜ痩せた癌患者は太った癌患者より長く生きることができないのでしょうか。

いくつか理由は考えられますが、ひとつには、消化器系の癌（胃、大腸、膵臓、胆管など）患者は術後だけでなく再発や転移につれてガリガリに痩せていくことがあげられます。

たとえば手術するだけで、胃癌なら7〜15kg程度体重が減ります。15kgも減るのは胃を全部取った場合（胃全摘）で、その場合を考えてみましょう。

嫌な仮定ですが、わたしの今の体重63・5kg（BMI23・3）で胃癌になって手術で胃を全摘したら、おそらく体重は48・5kg（BMI17・8）くらいまで減るでしょう。わたしはこれまでの人生で40kg台の体重というのはまったく経験がありません。

そして進行癌の場合には術後に抗癌剤を使うので、吐き気による食欲不振などできちんと食事をとることが難しくなり、さらに数kg減ることになるでしょう。45kgまで減るとBMIは16・5となります。太ももやふくらはぎの筋肉はやせ細って歩くのもままならない状況です。消化器系の癌になるというのはそういうことなのです。

それでも、生き延びなければなりません。しかし、40kg台の体重というのを経験したことのないわたしには、この体にどれだけの体力が残されているのか、どれだけ抗癌剤に耐えられるのか、まったく想像ができません。

もし、わたしの手術前の体重が74・5kg（BMI27・3）だったとすると、胃全摘手術と抗癌剤を受けて60kgまで減ったとしてもBMIは22です。現在63・5kgですから、60kgであればまだまだ癌と闘う余力がある、と確信できます。

逆にわたしがもっと痩せていたらどうでしょう。術前の体重が学生のときと同じ55kg（BMI20・2というのはわたしが20歳代のころの体型です）だとすると、手術と抗癌剤で15kg減ったら体重40kg（BMI14・6）です。体重が40kgを切ると生存が危うくなり、ただの風邪やインフルエンザでも肺炎を合併して亡くなる可能性が高くなります。これが致死的な疾患と闘うときの現実なのです。

若い頃と同じスリムな体型というのは見た目はいいのですが、癌との闘いを考えると非常に不利になります。

癌年齢になったら脂肪を蓄えよう

前出の小寺泰弘先生は「ステージ3、生存率50％で同じ医学的条件なら生死を分けるのは体力」だとはっきりおっしゃっていました。「癌など有事の際には運動できる筋力を保つこと、年齢相応の体重と体力を保つことが重要」だそうです。痩せ細った患者さんと小太りの患者さんのどちらに体力があるか、容易に想像できると思います。

また、体力以外でも、太っていることは癌と闘う上で利点となります。癌細胞は発生した場所で増え続けていくとともに、転移・浸潤によって他の場所へ広がることがあります。転移は癌細胞が血液やリンパ液によって運ばれることで、浸潤は周囲に沁み出るようにして広がっていくことです。

太っている、内臓脂肪が多いということは、臓器と臓器の間に脂肪があるわけです。癌細胞が臓器から沁み出した場合、すぐとなりに臓器があればそちらでも癌細胞が増殖しますが、臓器が脂肪に囲まれていたらすぐにはとなりの臓器にたどりつけなくなります。内臓脂肪に癌の浸潤を防ぐ、遅らせるような働きが期待できるのです。

また、肺癌についての解説で見たように、脂肪細胞自体に癌の発症を抑制する何らかの力、作用がある可能性もあります。

日本人の2人に1人が癌にかかります。そして、早期癌で見つかるか、進行癌で見つかるかを最も左右するのは、残酷ですが「運」なのです。人間ドックや健診を毎年受けていても早期癌で見つからず、進行してから見つかることもしばしばありますし、勧められていやいや受けた初めての健診で早期癌が発見されることもよくあります。

努力や人知を超えているのが癌という病気です。

そんな癌に対して人は何ができるのでしょうか。定期的に検診を受ける、禁煙する、緑黄色野菜をとるなど食事に気をつける、過度の飲酒をしない、運動をするなどが考えられると思いますが、そこに50歳を超えて癌年齢になったらしっかり脂肪を蓄えて体力をつける、というのを加えるべきだと思います。

少なくとも癌と闘うという視点から考えると、ちょっと太ったから、という理由でのダイエットは必要ありません。

現在、わたしのクリニックでは癌の手術や抗癌剤治療で減ってしまった患者さんの体重を戻すための食事指導を管理栄養士が行っています。癌の種類、進行度、体質によっても体重の減り方は異なるので、患者さんに合わせて試行錯誤を繰り返しているのが現状です。ダイエットとは逆の、痩せすぎた人を太らせるという画期的な食事療法について試行錯誤しながらノウハウを蓄積しているところです。これについては第7章で詳しくご説明します。

忘れられない癌患者さん

最後にわたしの記憶に残る癌患者さんのお話をさせてください。

肝臓癌で亡くなられた80歳代の患者さんです。

初めて来院されたのは71歳のとき。「糖尿病と16年前に診断されたがそのまま放置。

健診で糖尿病だけでなく高血圧と便潜血の異常を指摘された」のが来院理由でした。

彼は独身で会社の経営者でした。１６５㎝、82・５㎏、ＢＭＩは30・３。まん丸と太っていて、恰幅がよく、明るく元気で大声というのが第一印象でした。

血糖コントロールの指標となるHbA1c（ヘモグロビンエーワンシー）は９・７という重症糖尿病で、さっそくゆるやかな糖質制限食を開始してHbA1cの値は改善したのですが、初診から１カ月後の大腸カメラの検査で上行結腸に大腸癌が見つかりました。

体重を減らさないように糖質制限も止め、１カ月後に切除手術を行いました。ステージ2で、術後の体重は79・８㎏（ＢＭＩ29・３）に減りました。

その後、抗癌剤は使わずに無事5年が経過しました。76歳で体重は87・５㎏（ＢＭＩ32・１）です。手術前よりも太っていました。

77歳で再婚し、海外に通ってのゴルフ三昧の生活が始まりました。ところが、その年に当院のエコーと造影ＣＴで肝臓に３㎝の肝臓癌が見つかりました。運よく肝切除手術によって完全に癌を取り切ることができました。

退院直後の体重は81・７㎏（ＢＭＩ30）。翌年には半年間禁止されていたアルコールも再開。再び、海外でのゴルフ三昧の生活が再開しました。ゴルフのことを話す姿はなんとも楽しそうでした。

しかし、2年後に再び肝癌が見つかりました。このとき体重は86㎏（ＢＭＩ31・５）。

今回は残念ながら手術ができない場所だったので、カテーテル治療と焼灼《しょうしゃく》術を組み合わせて治療しました。

その後、何度もカテーテル治療や焼灼術を受けながらも体重は85kgを維持して、治療の合間に体調を見ながら海外へゴルフに出かけて人生を楽しむ生活が続きました。

ところが、今度は胆管が肝臓癌で閉塞して黄疸が出ました。４度目の手術です。退院直後、当クリニックに来院したときの体重は４kgも減少して80・０kg（ＢＭＩ29・3）になっていました。顔色が悪く、いつもの元気はありません。その後も体調は回復せず、３月に再び入院、翌月、初診からちょうど11年後に亡くなりました。

最後にお会いしたときの体重は80kgを切り79・３kgでした。それでもＢＭＩ29台を維持していました。

この患者さんはふたつの癌を治療しながら、常に体重はＢＭＩ30前後を維持し、再婚、年数回の海外滞在、ゴルフ三昧と70歳を過ぎてから人生をなお謳歌していました。

病院スタッフ全員に「癌と闘うのに必要なのは食欲と体重、それにその人が持っている明るさと元気」という原則を教えてくれました。

彼の11年にわたる癌との共存を可能にした理由のひとつは、80歳を超えてもなおＢＭＩ30前後を維持し、４度の手術を経ても大きく減らすことのなかった体重と食欲ではなかったかと思うのです。

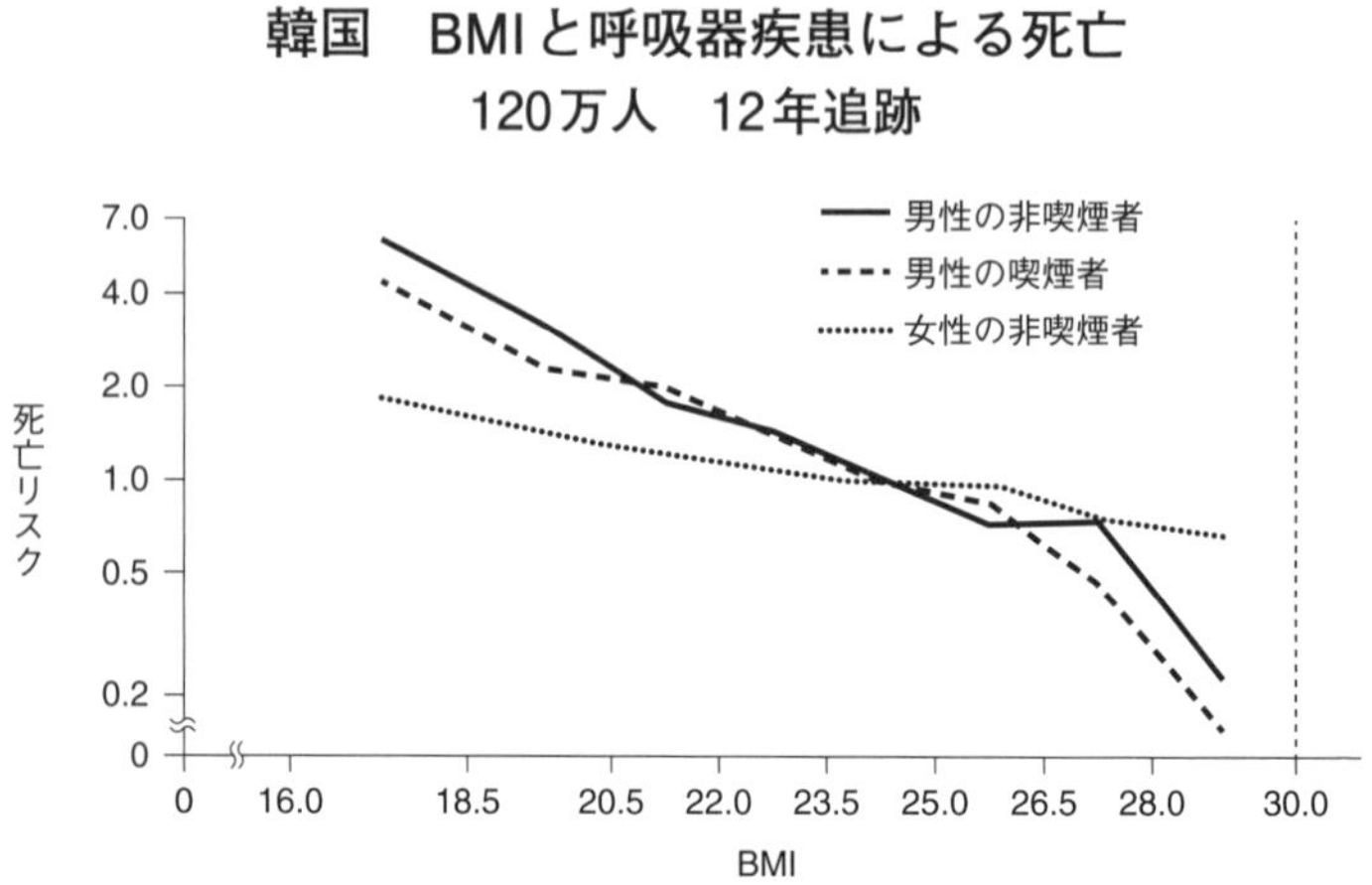

図28

Jee SH. et al. N Engl J Med 2006を基に作成

肺の病気は痩せたらだめ

日本人の死因で癌と心血管障害に次いで多いのは「肺炎」です。呼吸器疾患とは鼻腔、咽頭などの上気道と気管、肺などの下気道で起こる疾患の総称で、例えば、風邪や鼻炎、気管支炎といったものも含まれます。その中で死につながるのは主に肺気腫と間質性肺炎、急性肺炎、誤嚥性肺炎などです。

残念ながら呼吸器疾患とＢＭＩの死亡リスクをみた大規模研究が日本には見あたらないので、お隣の韓国の研究を紹介します。図28は住民約１２０万人を12年追跡して、肺癌をのぞく呼吸器疾患（肺気腫、間質性肺炎、喘息、結核、急性肺炎など）とＢＭＩの関係を見ています。[12]

先ほどの肺癌と同じように痩せれば痩せるだけ死亡リスクは高く、逆に太れば太るほどＢＭＩ30に向かって死亡リスクが直線的に下がっていきます。喫煙は多少の影響はありますが、喫煙しなくてもしてもほぼ同じ結果となっています。

肺の病気は癌にせよ癌以外でも、とにかく痩せると生き延びることが難しくなるのです。

日本人の死亡リスクや肥満パラドックスにもっとも大きな影響を与えているのはＢＭＩが21あるいは20以下の痩せである、というのはこれまで見てきましたが、これは癌死だけでなく死因の3位を占める肺炎を含む呼吸器疾患死の影響も強いと考えられます。

呼吸するだけで痩せていく

慢性の呼吸器疾患の代表格は肺気腫、間質性肺炎ですが、これらの病気になると、患者さんは在宅酸素療法を行いながら最終的にはガリガリに痩せていって亡くなります。呼吸器科専門医の先生方は、致死的な呼吸器疾患で太った患者は見たことがない、と断言していました。

間質性肺炎は酸素を取り込む肺胞の線維化が進んで酸素が取り込めなくなる病気で

す。この疾患もＢＭＩが大きいほど死亡リスクは下がります。１年に２kg以上減ると死亡リスクはなんと41％も増えるという恐ろしい病気です。

肺気腫は酸素を大気から取り込む機能を持つ肺胞が壊れるので、血液中の酸素が次第に低下していく病気です。ほとんどの場合、長い間、煙草を吸い続けたことが原因です。肺気腫になると、体のあらゆる臓器が低酸素の状態になります。当然、胃腸の機能も落ちて食欲がなくなりますし、動くと苦しいのでトイレ以外ではほとんど動かない生活となります。

動かないならエネルギーを使わないから痩せないのでは、と思ってしまいますが、患者さんは安静時でも一般の人が早足で歩いているときの呼吸数くらいになっているのです。つまり胸部〜頸部の筋肉が呼吸のためだけに大きなエネルギーを消耗します。

どんどん痩せていく患者さんはどこかの時点で急性肺炎にかかって亡くなることがほとんどです。痩せている人は太っていた人に比べて体力が落ちるのが早いですから、当然、死期が早まることになります。

肺気腫や、間質性肺炎、肺結核で長い期間闘病している患者を一度でも診たことがある臨床医なら、「痩せれば健康で長生き」というメタボの基本原理を少なくとも呼吸器疾患においては真っ向から否定するはずです。

次は急性肺炎とＢＭＩの関係です。急性肺炎も典型的な肥満パラドックスといえま

世界　BMIと急性肺炎の発症・死亡　メタ解析
150万人　1～16年追跡

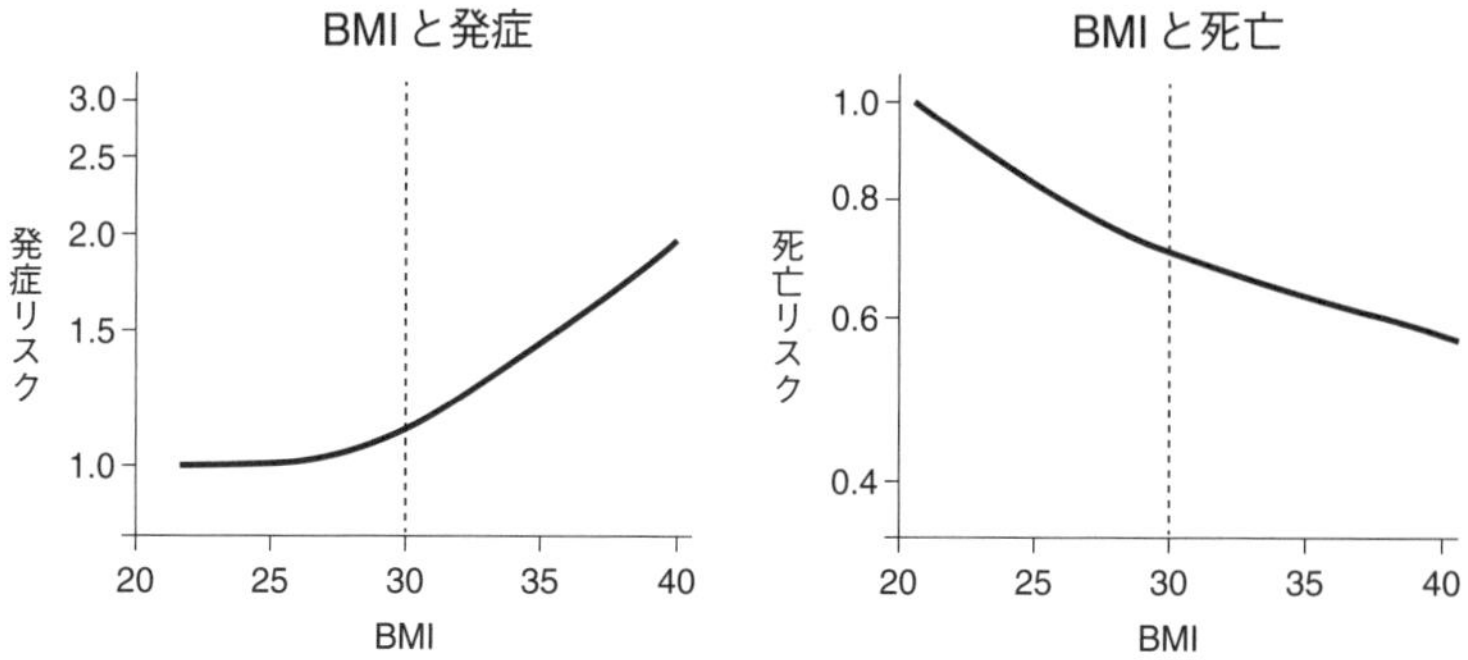

図29　Nie W. et al., BMC Medicine 2014を基に作成

す。

図29を見てください。左が急性肺炎の発症とＢＭＩの関係です[13]。ＢＭＩ25～30が発症しにくく、それを超えて太るとどんどん発症しやすくなります。肥満は内臓脂肪が多く横隔膜を上に圧迫して肺の容積が小さくなるので急性肺炎になりやすく重症化しやすいと考えられています。しかし、図29右の死亡リスクを見てみるとＢＭＩの数字が大きくなっていくにつれてどんどん死亡リスクが下がっていきます。つまり肥満ほど急性肺炎では死なないのです。

ＢＭＩ30以上の肥満は多少とも急性肺炎になりやすいが、それで死ぬリスクは少ない。逆に痩せは急性肺炎にはなりにくいが、いったんなると死にやすい。急性肺炎はまさに肥満パラドックスです。

正しく知る新型コロナとBMI

もうひとつ、急性肺炎について見ていきましょう。この数年、世界を一変させた新型コロナ（COVID-19）肺炎です。

わたしたち医師の常識から見ると新型コロナ肺炎は一般の細菌性あるいはウイルス性肺炎に比べるとかなり様相が異なっています。感染から10日ほどが経過してウイルスが身体の中から消えてしまった後から人体に備わる免疫の暴走によって肺や脳に血栓ができたり、肺が広範に線維化して酸素を取り込めなくなり、重症化、ときには亡くなることもあります。

一時期治療に使われた抗体カクテル療法は、感染した全症例に投薬できるほど入手できないので誰に投薬するか絞る必要があります。そのとき多くの医師があげた条件のひとつとなったのがＢＭＩ30以上あるいは35以上の肥満患者だったのです。

ここで疑問がわいてきます。肥満患者を優先するということは、一般的な急性肺炎では成立する肥満パラドックスが新型コロナ肺炎では成立しないのでしょうか。

２０２０年から２０２１年にかけてＢＭＩと新型コロナ肺炎について比較的多くの論文が発表になっています。そのうち最大規模のものはイギリスの約６９０万人とスペインの約２５０万人を対象にしたヨーロッパの２編です。[14][15]残念ながら東アジアには

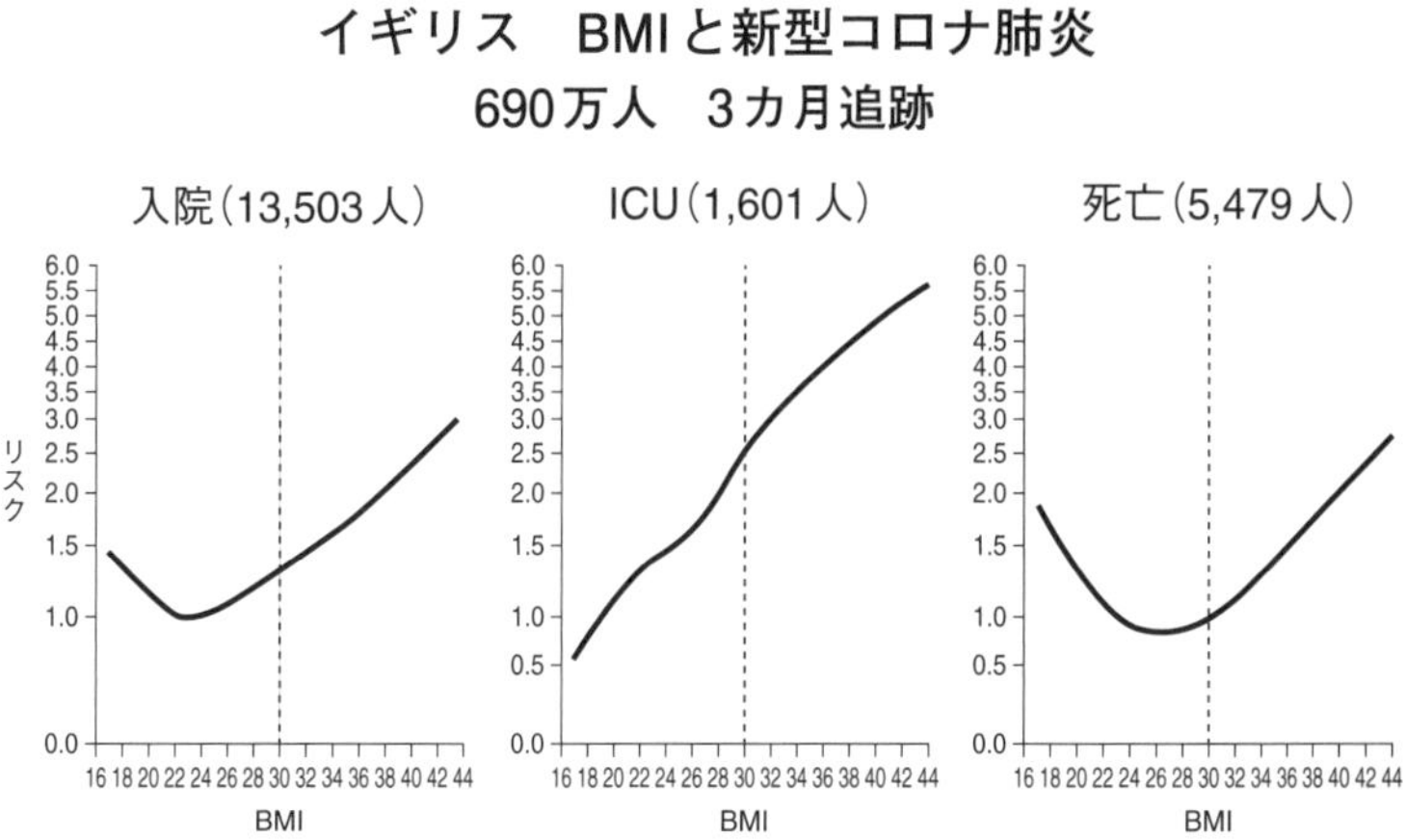

図30

Gao M.et al. Lancet Diabetes Endocrinol 2021を基に作成

韓国の患者４１００人と１０００人の中〜小規模な２編しか見つかりませんでした。日本の科学力が落ちていると盛んに言われていますが、まったくその通りだと思います。国民が危険に曝されているときに、欧米のデータしかないのはなさけない限りです。

新型コロナ肺炎の患者は①発症したが入院するほどではなかった軽症患者、②入院しても悪化せずに退院できた患者、③ＩＣＵ（集中治療室）に入って人工呼吸器を付けたが退院できた患者、④ＩＣＵで亡くなった患者、に分類できます。その上で、ＢＭＩはどの段階と関係しているかを見る必要があります。イギリスとスペインの一般住民調査はほぼ同じ結果となっていますので、ここではイギリスの結果を紹介します（図30）[14]。調査した約690万人のうち入院患者は約1万4000人です。

ＢＭＩ30以下では痩せも小太りもほぼ同じ入院リスクとなっており、入院リスクが最も小さいのはＢＭＩ23前後です。入院後に悪化してＩＣＵに入るリスクは痩せから肥満にかけて直線的に増えています。ところが、死亡になるとＢＭＩが22未満の痩せた患者のリスクが高く、ＢＭＩ24〜30で最も死亡リスクが低くなっています。つまり、ＢＭＩ30以下の小太り患者は重症化しやすいが生き残り、痩せは重症化しにくいが亡くなりやすい。

まさに肥満パラドックスが成立しています。

韓国の論文はイギリスの論文に比べると入院患者数約4100人とやや少ないのですが、数少ないアジア人の重症化と死亡の研究なので紹介します。[16] 重症化も死亡もほぼ同じＵカーブでＢＭＩ23・0〜24・9で最も低く、それ以上でも以下でも重症化・死亡リスクは上がっています。死亡とＢＭＩの関係はイギリスも韓国もよく似ていますが、重症化のグラフはまったく異なっており、韓国ではＢＭＩ23以下の痩せた人たちの重症化・死亡リスクが高くなっています。中肉中背で重症化・死亡リスクが少なく、痩せ〜スリムな体型および小太り〜肥満では要注意となります。

いずれにせよこのような結果を見ると、新型コロナ肺炎の重症化を防ぐ薬を肥満だけに集中して使うのは不公平と言えます。もっと痩せにも注目すべきです。

一方、新型コロナでは肥満だけでなく糖尿病も危険因子と言われており、春日井市では61歳以上で糖尿病治療歴があればモルヌピラビルを処方するよう保健所から要請があります。糖尿病と一口に言っても、1型か2型か、HbA1cによる重症度、BMI、糖尿病薬やインスリンの量と種類、運動や食事中の糖質量、血管合併症の有無、癌を抱えているかなどその状態はさまざまです。

韓国で糖尿病患者約4200人と糖尿病でない患者約5万6000人を対象に新型コロナに感染しやすいかどうか調べた研究では、インスリンを使っている糖尿病患者だけが感染しやすかったという結論がでました。[17] 糖尿病患者全員が感染しやすいわけではないのです。

新型コロナでは肥満、糖尿病、脂質異常症、高血圧症、喫煙などが重症化の危険因子とみなされ、そうした要因を持つ患者さんの治療を優先しました。しかし、新型コロナによる「死亡」まで視野にいれたとき、その判断は果たして正しかったのか。肥満パラドックスの視点から改めて検証する必要があるのではないでしょうか。

太ると糖尿病になって早死にするのは本当か

ふたつを合わせると日本人の死因の4割弱を占める癌と肺炎を含む呼吸器疾患を中心にして、肥満パラドックスが成り立つかどうかをここまで見てきました。

では、最後に、太っている人が特に不利になると思われている疾患ではどうなのかを見ていきましょう。

メタボ誕生のきっかけとなった心血管障害（主に虚血性心疾患）とその一因となる糖尿病です。

心血管障害とBMIについてはメタボの嘘を検証した2章で一度ご紹介しましたが、再度、確認したいと思います。

まずは糖尿病です。基本的に人間は太れば太るほど糖尿病を発症しやすくなることははっきりしています。こう考えるのは自然のことでしょう。

太ると糖尿病を発症して健康を損なって早死にする——。

しかし、予想に反して、結果は逆でした。太るほど長生きだったのです。

糖尿病と死亡の関係をBMI別に検証する研究についてわたしが初めて知ったのは2012年でした。肥満パラドックスの研究が2000年代に入って盛んになってきたことを考えると随分遅れています。

しかも、この研究はじゅうぶん説得力があるとは言いにくいものでした。というのも、わずか2625人の糖尿病患者を約10年追跡しただけだったからです。これでは死亡とBMIを論じるには少なすぎます。

その後、2014年にアメリカ人の糖尿病患者約1・1万人を約16年間追跡した研究、2015年にアメリカ人糖尿病患者約1万人を約10年半追跡した研究が発表されました。[18][19]

結論はふたつの研究はともに糖尿病でも肥満パラドックスが成立する、つまり太っているほうが死亡リスクは低いというものでした。

肥満パラドックスに関する多くの研究は10万人〜3000万人を対象としています し、特定の病気、先ほどの肺癌は5・6万人、転移がある大腸癌は2・1万人でした。糖尿病は中高年人口の5〜10％がかかる頻度が高い病気なのですから、糖尿病と比べて患者が圧倒的に少ない肺癌や大腸癌の研究よりも大規模な研究、少なくとも患者数が数万人以上の大規模な研究が必要です。

血糖値よりもBMI

そして2017年末、ついに一般住民約130万人を9年間追跡して約10万人の糖尿病患者が発症した研究、および糖尿病患者90万人を約10年半追跡した研究が韓国から発表されます。[20][21] これまでとは桁違いの規模と時間を費やした研究で、対象人数も追跡年数も申し分ありません。

さらに素晴らしいのは、東アジア人を対象にした研究なので、われわれ日本人の糖尿病と死を考える上で非常に参考になるということです。

韓国　BMIと糖尿病の発症、死亡

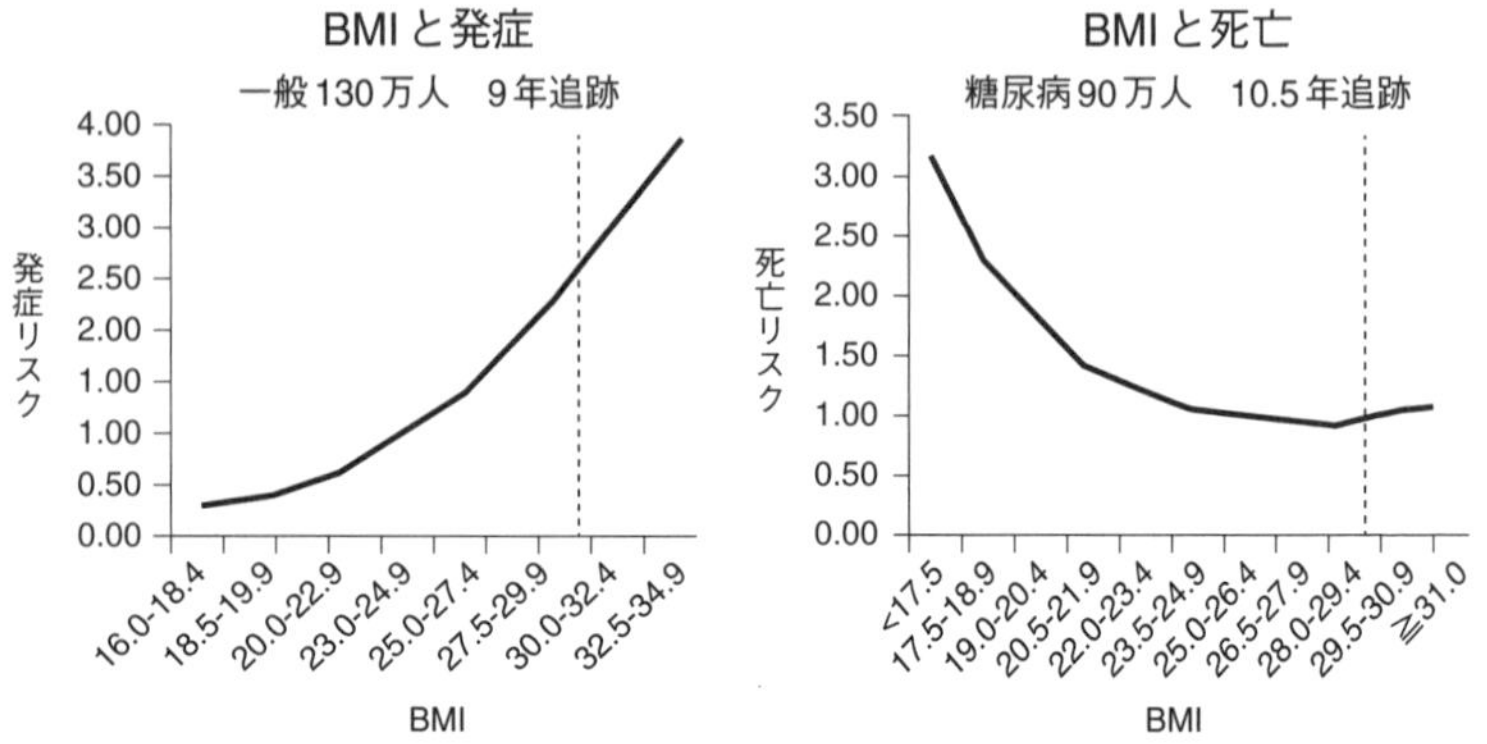

Hae Hyuk Jung et al., Clinical Epidemiology 2017を基に作成（左）
Lee EY., et al. Diabetes Care　2017を基に作成（右）

図31

欧米の糖尿病は肥満患者がほとんどで、インスリン抵抗性が高い（インスリンがたくさん分泌されている状態でＢＭＩ30以上の肥満が多い）患者が全体の３／４を占めていますが、東アジア人（中国、台湾、韓国、日本）の糖尿病はインスリン分泌機能が低下して痩せた患者（インスリンは中性脂肪を合成するときに必要なのでインスリン分泌不全では中性脂肪が合成されず痩せる）が全体の３／４を占めています。

欧米と東アジアでは糖尿病患者の様相が異なっているのです。

もちろんわたしたち日本人は東アジア人ですから、韓国の研究が持つ意味は非常に大きなものがあります。

図31がその結果です。

左のグラフはＢＭＩ別に９年後の糖尿

病発症リスクを見たものです。１３０万人のうち、９年間で10万人が糖尿病を発症しました。ＢＭＩが増えるほど右肩上がりに発症リスクは上がっていきます。その結果、ＢＭＩ30・０〜32・４の肥満はＢＭＩ16・０〜18・４の痩せた人に比べておよそ10倍も糖尿病発症リスクは高くなっています。

太れば太るほど糖尿病になりやすい。これは誰もが予想できる結果で、メタボリックシンドロームの根拠となっています。

ところが、次に糖尿病患者90万人を約10年半追跡してＢＭＩと死亡リスクの関係を見た別の韓国の研究を見てみると状況が一変します。図31の右のグラフです。最も死亡リスクが低いのはＢＭＩ26・５〜29・４で、それより低くなればなるほど死亡リスクは急激に上昇しますが、ＢＭＩ30・０以上でも死亡リスクはほとんど上がりません。先ほどのグラフの真逆です。糖尿病でも痩せは死にやすく、生き延びるのは小太りから肥満と言えるのです。つまり、肥満パラドックスは糖尿病でも立派に成立しています。もちろん、血糖値のマーカーとなるHbA1cはＢＭＩ30以上で高くなり、ＢＭＩ18・４未満では当然低くなります。しかし、この図は糖尿病患者の死亡リスクを考慮したとき、HbA1cよりも体重を守ることのほうが重要なことを示しています。

糖尿病患者は癌で亡くなる

この研究の結果は肥満パラドックスの本質をきわめてよく示しています。つまり、肥満は糖尿病になりやすいが、糖尿病になった患者を追跡すると早死にするのは痩せた患者である、ということです。

しかし、なぜ太った糖尿病患者が長生きし、痩せた患者が早死にするのでしょうか。これまで検証してきた、癌や肺炎などの消耗性疾患で痩せた患者が早死にするのは、痩せると病気と闘う体力がなくなるということで直感的に理解できると思います。

そうした病気ではない糖尿病でなぜ太った患者が有利なのか?

この疑問に答えるためには、糖尿病患者はどんな病気で亡くなるのか、を理解する必要があります。

糖尿病になると毛細血管（直径0・01㎜ほど。髪の毛の1／10の太さ）の血流が悪くなり、合併症が起こります。眼底出血、腎不全、足趾にできる潰瘍の3つです。これらを発症すると視力が落ち、たんぱく尿が出始め、10年以上続くと最悪の場合、週3回毎回6時間も透析治療が必要になる、足先が痛く歩けなくなる、と生活の質は落ちますが、これが直接の原因で亡くなることはほとんどありません。

別の研究で韓国男性の糖尿病100万人を死因別に10年追跡した研究を見ると、患者の半分が癌で亡くなり、その他の死因である心疾患、脳血管障害、肺炎などはすべて足してやっと癌死の数に届くかどうかです。[22]

メタ解析によると、２型糖尿病に罹患すると、肝臓、胆嚢、胆管、膵臓、大腸の癌の発症が糖尿病でない人と比べて１・３〜２・３倍増えることが明らかになっています。[23] 癌ではさきほど見たように痩せよりも小太りが有利になります。糖尿病で肥満パラドックスが成立するのは、糖尿病自体で亡くなるのではなく、圧倒的に癌死が多いからなのです。

２０２３年現在、当院は毎月１３００人の糖尿病の患者さんを診ていますが、80歳未満の糖尿病患者さんはほぼすべて癌で亡くなっています。

確かに太ることで糖尿病発症のリスクは上がります。この点ではメタボの考え方も正しいといえます。しかし、糖尿病を発症した後に長い期間、追跡して見ると太っているほうが生き延びるのです。

癌を生き延びるための糖尿病の治療戦略

ただ、癌になったときのために糖尿病患者はどんどん太ればいい、という単純な話ではありません。

では、どうすればいいのでしょうか。

ＢＭＩが30よりも大きくなると血糖コントロールを示すHbA1cは当然高くなり、ＢＭＩ20以下では低くなります。糖尿病だけを見ると痩せのほうが断然いいですが、生存できるかどうかになると肥満のほうが有利という、困った結果です。どのような方針で治療もするべきか困惑します。

しかし、この問題を言い換えると、HbA1cだけ良好なら死んでも構わないか、ということになります。そんな糖尿病患者がいるでしょうか？　わたしの外来ではこの質問を多くの患者に投げかけているのですが、死んでもよいからHbA1cを下げたい、と答えた患者は１人もいません。

それを踏まえて、灰本クリニックは次のような戦略をとっています。

①糖尿病に合併している高血圧と高コレステロールをしっかり薬で下げ、高血圧による脳梗塞、高コレステロールによる心筋梗塞を防ぎます。

②癌健診を毎年受けてもらいます。特に大腸癌検診と腹部エコーは重要。このふたつによって糖尿病では発症リスクがおよそ２倍高くなる大腸癌、肝臓、胆囊胆管癌、膵臓癌を見つけられる可能性が高くなります。

③ＢＭＩが21〜20以下にならないように注意しながらHbA1cもそこそこ悪くないという状態を目指します。アメリカ内科学会のガイドラインでは日本の糖尿病学会と

は異なり、HbA1cの目標値は７・０〜８・０％。無理に７・０％まで下げると体重が減って癌に不利です。また糖尿病薬を使ってHbA1cを無理に下げると低血糖発作を起こす可能性が高くなります。一回の低血糖発作は１・５年以内の死亡リスクを２・５倍に高くします。

④もしHbA1cが８％以上でＢＭＩが25以上なら、ゆるやかな糖質制限食によって数kg瘦せ、HbA1cを８％未満に下げましょう。週に１５０分以上の早足散歩（１回40分なら週に４回以上）でもHbA1cは０・７％ほど下がります。

⑤もしHbA1cが８％以上でもＢＭＩが21以下なら食事療法はお薦めしません。どんな食事療法も体重が減ります。④の運動なら体重は食事療法ほど減りませんのでお薦めです。それでも８％未満にならないなら糖尿病薬を飲みます。糖尿病薬は長期的な効果は疑問ですが、[24] １〜２年という短期であればいろいろな種類の糖尿病薬のどれかが効く可能性は高いと思います。

誰も避けることのできない「死」を視野にいれたとき、糖尿病だけにはなりたくないというのは賢くありません。ＢＭＩ30以上の太った人ならもっと瘦せてもＯＫですが、ＢＭＩが20あるいは21以下の瘦せた糖尿病の患者さんたちにとってそのようなダイエットは危険です。脂肪をある程度（ある程度、です。度を超した肥満はだめです）蓄えて将来、癌や肺炎を含む呼吸器疾患と闘う準備をするほうがよほど合理的だと思うのはわたしだけでしょうか。

心筋梗塞で肥満は不利なのか？

虚血性心疾患には、心臓の冠動脈が狭くなって運動したときなどに胸が痛む狭心症と、完全に詰まってしまう心筋梗塞のふたつがあります。

狭心症は心筋梗塞の前段階で、この段階で冠動脈にステントと呼ばれる金具を入れる治療を受ければ、ほとんどの場合、心筋梗塞にはなりません。

一方、心筋梗塞は冠動脈の一部が完全に詰まったため心臓のある部分の筋肉（心筋）に血液がいかなくなり心筋細胞が死んでしまうという疾患です。救急搬送される危険な病気で、病院内での死亡率は5％です。

心筋梗塞を引き起こす危険因子としては喫煙、高コレステロール血症、糖尿病、高血圧などが知られています。

この心筋梗塞こそが、アメリカで長く死因1位の座を保ち、メタボリックシンドロームを生んだ疾患です。メタボは心筋梗塞の予防を目的として誕生したのです。

つまり心筋梗塞こそ肥満がもっとも不利な疾患のはずです。

それでは、この病気で亡くなるのもやはり太った患者なのでしょうか？

欧米　BMIと心筋梗塞による死亡　メタ解析
25万人　3.8年追跡

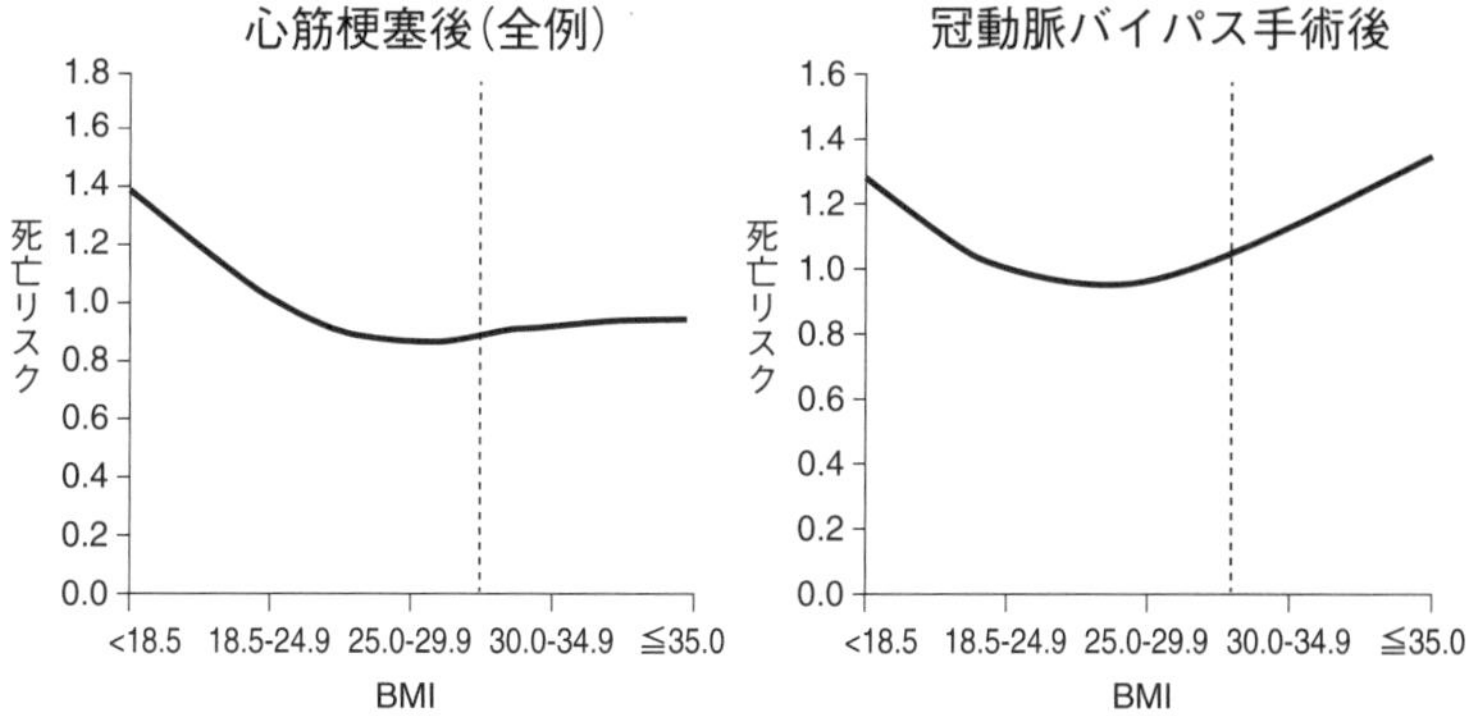

図32　Romero-Corral A. et al. Lancet 2006を基に作成

繰り返しになりますが、死亡について考えないのがメタボで、死についても検討するのが肥満パラドックスです。

読者の方ももう答えはおわかりだと思いますが、虚血性心疾患でも肥満パラドックスは見事に成立します。

2006年には欧米で約25万人規模のメタ解析が発表され、心筋梗塞の経皮的冠動脈インターベンション術（PCI）後、冠動脈バイパス術後など治療別にBMIと死亡リスクが明らかとなりました[25]（図32）。心筋梗塞後（全例）ではBMI25・0〜29・9もしくはBMI30・0以上の小太り〜肥満が最も死亡リスクが低く、BMI18・5〜24・9の標準とされる体重や痩せた人の死亡リスクが高くなっていました。バイパス手術後はBMI18・5未満の痩せとBMI30・0以上の肥満で死亡リスクが高くなっています。

重要なのは、この論文が２００６年に発表され、論文をまとめたのが循環器内科の医師だということです。

つまり、日本でメタボ健診が始まる２００８年よりも前に、欧米では虚血性心疾患についての肥満パラドックスをまとめた研究がすでに発表されていたということです。それも日本でメタボの診断や治療基準を作成するうえで大きな役割を果たした循環器内科の医師によって、です。

これも、メタボ診断の基準を作成した日本の大学病院の内科系教授らがいかに周辺の研究に目を配ることなく自分たちの考えに固執していたか、いかに近視眼的だったかというひとつの証左だと思います。

ガツガツ食べて心不全が治る

心不全とはあらゆる心疾患、さきほど述べた虚血性心疾患だけでなく弁膜症、心筋症、心房細動などいろいろな疾患によって心臓の動きが悪くなった末期状態で、入院が必要です。血液が全身から肺を経て心臓へ戻っても全身に送り出せないので、頭部への血流は減り、肺、肝臓、皮下に水が溜まるというふたつの病態が起こります。前者ではめまい、たちくらみを起こしたり意識がもうろうとし、後者では肺に水が溜まれば息切れ、肝臓に溜まれば黄疸、皮下に溜まれば浮腫が起こります。内臓に水が溜まるので短期間に数kgの体重増加が必ず見られます。昔から利尿薬を投薬して余分な水を尿へ出すことが第一の治療となります。これまでは心不全の予防に体重を減らすこと、塩分と水分の制限をすること（塩分をたくさんとると水が体内に保持される）が患者に求められていました。

心不全を繰り返すとその度に入院が必要で、肺には水が溜まり呼吸困難を発症するので、食欲も減って入院するたびにガリガリに痩せていきます。この病態を心臓カヘキシー（カヘキシーは悪液質のことで癌末期のガリガリに痩せた栄養不良状態）と呼びます。

余分な水を身体から出し（その結果、体重が減る）、一方で痩せるとどんどん死に近づく、この二律背反が心不全の末期です。

心不全は高齢になるほど罹患率が高くなることが知られています。近年の超高齢化社会を反映してか、10年前から当院でも心不全で救急搬送される症例が増えてはいましたが、最近の5年間には「心不全パンデミック」と呼ばれるように増え続けています。11〜3月の寒い季節に悪化するので、その頃の総合病院の循環器内科の病棟は心不全患者で溢れています。

それではＢＭＩと心不全発症、心不全による死亡はどのような関係にあるでしょう

韓国と日本　BMIと心不全発症・死亡

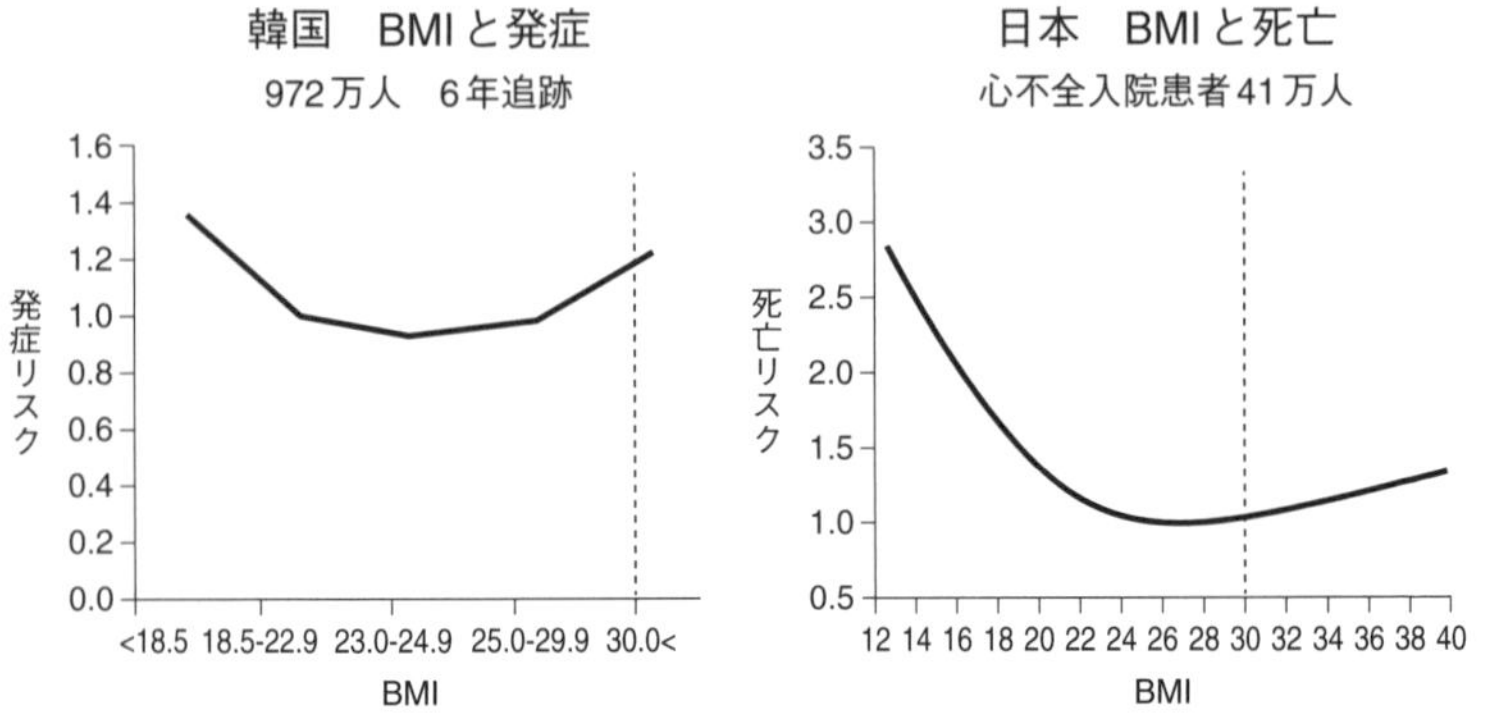

Rhee EJ. et al. Diabetes Metab J 2020を基に作成（左）
Itoh H. et al. Heart and Vessels 2021を基に作成（右）

図33

か。

まずは発症から。欧米のメタ解析では約65万人を追跡して心不全は１・６万人発症[26]。ＢＭＩが５増えるたびに（１６５cm、63・５kg、ＢＭＩ23・３のわたしのＢＭＩが５増えるとＢＭＩは28・３となり体重は77kg）、心不全は41％増えるという結果でした。心不全の発症はＢＭＩが大きくなるほど増えました。

韓国や日本ではどうでしょうか。韓国では約９７０万人の一般住民を約６年間追跡して８・６万人の心不全が発症しました[27]。図33です。左グラフのようにＢＭＩ別に５群（18・５未満、18・５〜22・９、23・０〜24・９、25・０〜29・９、30・０以上）に分けて発症リスクを見ると、18・５〜22・９群を１・０として18・５未満が１・４倍、23・０〜24・９

が最も低く0・82〜0・85倍、30・0以上でも1・07倍でした。瘦せた人の発症が小太りや肥満より明らかに増えており、欧米とはかなり異なっています。日本にも小規模な研究がありましたが、結果は韓国と同じでした。

心不全による死亡を見ると、2021年に発表された入院中の日本人の心不全患者約41万人という大規模な横断研究では、心不全患者の入院中の死亡とBMIの関係は144ページの図33右グラフのようで、今までにたくさん見てきたのと同じきれいな逆Jカーブを描いています。[28] BMIが25〜29で最も死亡リスクが減っており、それ以上太っても少し増えるだけですが、瘦せると急激に死亡リスクが高くなっていきます。典型的な肥満パラドックスが成立しています。

日本人では心不全も他の慢性疾患と同じように瘦せたら発症しやすいだけでなく、生き延びられないのです。ハートセンターに勤めている管理栄養士によると「瘦せた患者は食が細く、心不全で肺に水がたまってしまうと呼吸が苦しくなってさらに食べない。一日プリン一個という患者もいて、どうやったら食べてくれるか。心不全も治らないので退院が長引き、暗澹たる気持ちになる。一方、太った患者は食に貪欲なので、たとえ呼吸が苦しくてもガツガツ食べてくれるので、心不全は治ってしまい、退院していく」。

心不全予防の運動や栄養の大規模観察研究を行っている有名な研究者によると、「瘦せたフレイルの心不全でまず重要なのは予防薬、次に栄養によって内臓脂肪をためること。脂肪細胞は心不全を予防するサイトカイン（活性物質の一種）を出しているると世界の専門家は信じているが、そのサイトカインをまだ見つけられていない」とのことです。

心不全でも生き延びるためには日頃からある程度、内臓脂肪を貯金していることが大切なのです。

肥満が脳卒中の再発を予防する!?

次に脳血管障害（脳梗塞、脳出血、くも膜下出血の総称）です。脳血管障害は脳卒中とも呼ばれ、昭和時代まで日本人の圧倒的な死因1位で国民病と言ってよいほどの存在でした。現在でも50歳以上の2人に1人は高血圧が発症していますが、脳血管障害の年齢調整死亡率は50年前の1／10へ下がってきました。

昔の日本人には脳卒中後遺症の麻痺の人がたくさんいました。わたしが小さかったころ、肥満かどうかに関係なく、半身麻痺の中高年の方々を町で見ることがよくありました。わたしの父もその時代に脳卒中で亡くなっています。

糖尿病とＢＭＩの箇所でも触れましたが、優れた降圧薬が開発され、最近では脳出血をほとんど見なくなりましたし、脳梗塞の発症も死亡も減り続けています。

基本的には太れば太るほど血圧が高くなるので、肥満は脳卒中を発症しやすくなるのは間違いありません。日本人についての研究では、ＢＭＩ21・０未満に比べてＢＭＩが27・５以上になると脳梗塞の発症は男性で１・８倍、女性で１・65倍増えます[29]。ところがここから高血圧の影響を統計的に処理すると、脳卒中の発症は男性では１・48倍へ下がり、女性では統計的に差がなくなります。つまり、脳卒中の発症は肥満よりも高血圧の影響を強く受けているのです。これは血圧を１２０台に下げればＢＭＩの数字にかかわらず脳卒中は発症しないことを意味します。

現実に当院では高血圧の患者さん２０００人の家庭血圧を１２０台に下げているので過去10年、杖歩行や寝たきりになるような脳卒中は発症していません。さらにいえば、体重と高血圧の関係が強いのは中年期であって、65歳を過ぎると痩せていても高血圧が発症するので年齢を重ねると体重との関係は中年期よりも薄くなります。

さて、脳血管障害死とＢＭＩの関係を見てみましょう。

健康な日本人35万人を12・５年間追跡した日本７大観察研究では、男性、女性とも小太り〜肥満の範囲のＢＭＩで総死亡が低く、男性の21・０未満と女性の19・０未満、つまり痩せた人たちの死亡リスクが上がっています[3]。

これらは健康な人たちをたくさん集めて追跡して、脳血管障害で亡くなった方のＢＭＩと死亡の関係を調べていますが、別の角度からさらに検討してみましょう。脳血管障害に一度罹った患者をたくさん集めて、ＢＭＩ別に追跡して脳血管障害の再発と

世界　BMIと脳血管障害の再発、死亡　メタ解析
12万人患者　31ヶ月追跡

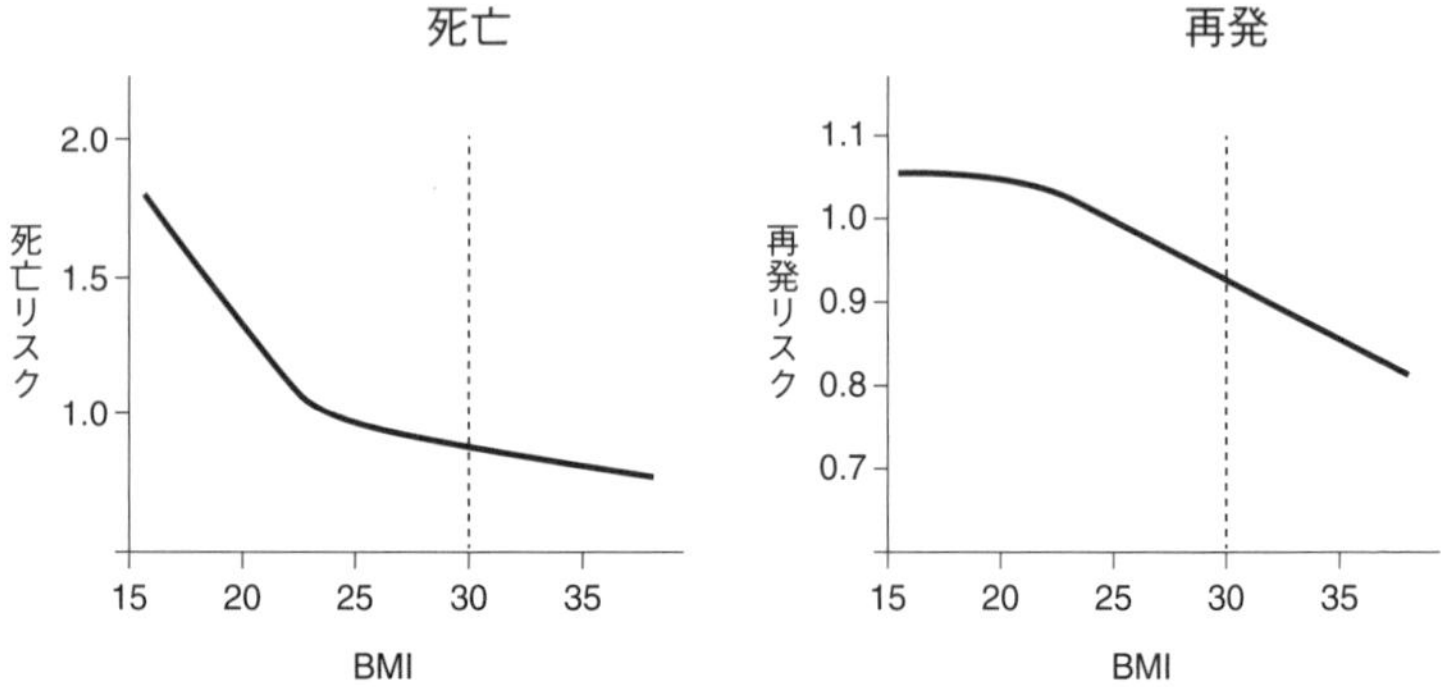

図34

Huang K. et al. Atherosclerosis 2016を基に作成

ＢＭＩ、死亡とＢＭＩの関係を見るという方法です。

というのも、脳血管障害のうち、くも膜下出血を除けば1度の発作で死亡することは稀だからです。何度も発症を繰り返しながら寝たきりになる場合もあるし、死亡に至る場合もあります。脳血管障害の5年生存率は60％で意外に低く、癌とそれほど変わりません。寝たきりだと脳血管障害が直接の原因ではなく、急性肺炎・誤嚥性肺炎で亡くなるのが実状です。

したがって健康な人のＢＭＩと脳血管障害による死亡の関係も重要ですが、一度発症した患者さんがその後、再発して亡くなったか、別の病気で亡くなったかをＢＭＩ別に研究してみる必要があります。

そのようなメタ解析が発表になったのは２０１６年です。図34の左のグラフは脳血管障害にかかった患者のあらゆる原因の死亡とＢＭＩを見たもので、痩せれば痩せるほど死亡リスクは上昇し、太るほど下がっています。[30] １２４ページ図28の呼吸器疾患と同じ直線を描いています。これは脳血管障害によって寝たきり状態になると急性肺炎や誤嚥性肺炎を起こしやすいという背景があります。肺炎では肥満パラドックスが成立することはさきほど確認しました。

図34の右のグラフは脳血管障害にかかった患者の再発とＢＭＩの関係も見ています。再発についてもＢＭＩ20以上では太れば太るほど再発リスクは低下しています。これは驚くべき結果です。一般的に脳血管障害の再発は高血圧との関係が濃厚であり、肥満は高血圧になりやすいので、肥満は圧倒的に脳血管障害を再発しやすいはずなのです。わたしもこのグラフを見るまではそのように考えていました。ところが、高血圧が降圧薬によって容易に治療できる現在では現実はその逆でした。肥満は脳梗塞による死亡の危険因子ではなく、むしろ死を予防する因子となっているのです。

この論文は「肥満は脳血管障害の再発や死亡に予防的な効果がある」と結ばれています。

内臓脂肪には癌、虚血性心疾患、呼吸器疾患だけではなく、脳血管障害による死亡を予防するなんらかの効果があるようです。

なぜ肥満は病気に強いのか？

ここまでさまざまな疾患とＢＭＩの関係を見てきてわかることは、ほとんどの致死的な慢性疾患、命が危うくなる病状ではＢＭＩ30を大きく超えない範囲であれば、小太り～肥満の人たちが長生きなことは十分な科学的根拠があり、間違いない事実だということです。

小太り～肥満はたとえ病気を発症しても病気を生き延びる力があります。痩せはいったん発症すると生き残れない。この肥満パラドックスは、われわれの健康を脅かす多くの致死的な疾患で成立しているのは間違いありません。

残る疑問はひとつです。

なぜ「肥満パラドックス」が起こるのでしょうか？

癌の肥満パラドックスをご説明したところでも少し考察しましたが、ひとつには体力の問題があります。疾患と闘うのに必要な体力＝その一部は内臓・皮下脂肪ということです。ガリガリに痩せていては疾患と闘えないというのは誰でも直感的にイメージできます。脂肪は貯金と同じです。いざというとき救ってくれるのです。

そして、癌、脳心血管障害（心筋梗塞、狭心症、脳梗塞、脳出血）、呼吸器疾患（肺炎、肺気腫）など病状が進行することで生命そのものが脅かされる疾患では、どうやら脂肪がたっぷり存在することが生存にプラスに働くようです。

たくさんの肥満パラドックスの論文を読んでいると、異口同音に記載されている表現があります。

「Obesity has a protective effect on total mortality.（肥満は総死亡に対して予防する効果を持っている）」

多くの研究者がわたしと同じように感じているのです。

「肥満パラドックス」という現象は分かっていますが、残念ながら詳しいメカニズムはわかっていません。太っていることが長生きにつながる科学的で詳細な理由がわかるにはもう少し時間が必要なようです。

脂肪細胞はホルモンやサイトカインと言われるたくさんの活性物質を作って血中に放出していることが近年、明らかになっています。まだ、未知のサイトカインもたくさんあることでしょう。そのような活性物質の中には癌と闘う気持ちを鼓舞し、食欲を増し、癌細胞の転移を防ぎ、心臓の動きを活発化させ、冠動脈や脳血管そのものを丈夫にする働きをするものがあるのかもしれないと科学者たちは考えています。

第4章 まとめ

・日本人の死因の第1位である癌でも肥満パラドックスは成立する。癌の中でも年齢調整死亡率が高い肺癌や大腸癌では、太れば太るほど死亡リスクが低くなる。

・日本人の死因第3位である肺炎を含む呼吸器疾患（肺気腫・間質性肺炎・急性肺炎・誤嚥性肺炎など）、肥満が不利であるとされる脳心血管障害（心筋梗塞、心不全、脳梗塞、脳出血など）や糖尿病でも肥満パラドックスが成立する。

・糖尿病は癌死が圧倒的に多い。糖尿病でもBMI25〜30が死亡リスクは最も少なくなる。つまり、HbA1cよりもBMI維持が優先される。体重維持と血糖コントロールは二律背反なので、頭脳的な治療戦略が必要となる。

・肥満パラドックスがなぜ起こるかはまだわかっていない。脂肪細胞が出すホルモン、サイトカインが何らかの影響を与えていると想像されている。

第5章　健康で痩せた人をどう考えるか

ここまでに、肥満パラドックスが地域、人種、性別を超えて成立することを確認してきました。

また、癌、肺炎を含む呼吸器疾患などの致死的な疾患、さらには肥満が不利と思われる糖尿病、心血管障害、心不全、脳血管障害などの疾患においても肥満パラドックスが成り立っていることを見てきました。

それでもまだ納得のいかない方がいるかもしれません。

これまで肥満は健康によくないと言われていたのに、突然、太っていることは悪くない、かえって痩せているほうが死亡リスクは高くなると言われても納得いかない。肥満パラドックスにはまだ何か見落としている穴があるのではないか、論理的な欠陥があるのではないか——。

疫学のオピニオンリーダーからの疑問

以前は糖尿病や肥満関連の学会から肥満パラドックスへの批判が聞こえてきましたが、すでにご紹介した3000万人のBMIと死亡のメタ解析や糖尿病患者90万人を10年追跡した報告が発表された2017年以降、そうした声はぱったりと止まってしまいました。

しかし、肥満パラドックスを証明した疫学者からは、肥満パラドックスに対して、科学的で検討すべき疑問も出ています。

アメリカの疫学の最高峰であるハーバード大学公衆衛生学部のフランク・フー教授らはBMIと死亡、疾患発症についておびただしい数の研究論文を発表しており、この分野のオピニオンリーダーのひとりと言ってもいいでしょう。

そんなフー教授が肥満パラドックスへの疑問をいくつかの専門誌に「Optimal body weight for health and longevity」として発表しています[1]。これは「健康と長寿のための最適体重」と訳せるでしょう。

フー教授の指摘は以下の2点にまとめられると思います。

①BMI25以上は死なないまでも、あまりに糖尿病、高血圧、虚血性心疾患の患者が

増えすぎる。もっとも理想的なのはＢＭＩ18・5〜24・9の標準体重範囲である。
②ＢＭＩ18・5未満（アメリカで痩せとされる数字）の死亡リスクをあまりに過大評価している。

痩せと肥満の医療費はどちらが高い？

まず①です。太っている人は糖尿病、高血圧などの発症リスクが高い。それで健康、長生きといえるのか、さらに言えば、薬代・検査代など治療費がかさむという医療経済面での問題もあります。

発症リスクについてのわたしの考えはすでに述べました。痩せた人も肥満の人もＢＭＩが21〜25の標準体重に比べて総じて慢性の病気にかかりやすいが（太った人では糖尿病や高血圧などの生活習慣病にかかりやすい）、死亡リスクが高いのは痩せた人で、低いのは小太り。そのどちらを健康長寿と考えて選択するか、ということです。

しかし、発症リスクが高いということは、個人的なリスク以外に、医療費含め、医療現場や家族への負担が増える、という社会的なリスクもあります。

そう考えると、フー教授らの論文は、太っていることを肯定し、医療への負担を増大させる提言をよしとしていいのか、小太りではなく、同じようにリスクが少ない

「標準」体重を目指すべきではないのか、というふうにも読めます。

それは一理あります。

そこで、ＢＭＩと医療費の関係はどうなっているのか調べてみました。アメリカと日本では医療費の構造そのものが大きく異なるので、日本人のＢＭＩ別に医療費を比較した研究を探したところ、ふたつ見つかりました。まず、念頭に置いておくべきは、日本人のＢＭＩ分布図（42ページ、図10）です。40歳以上の日本人ではＢＭＩ30以上は人口の数％、ＢＭＩ27以上で10％しか占めていませんが、ＢＭＩが23未満の人は人口の50％を占めているという点です。

ひとつめは、２００２年、宮城県大崎市の住民約4万人（40～79歳）を3年間追跡して、ＢＭＩ別に一月当たりの医療費を明らかにした研究です[2]。その結果は入院と外来では大きく異なるものになりました。

図35左グラフの入院医療費はこの本ですでにたくさん登場しているＢＭＩと死亡リスクの関係とそっくりです。ＢＭＩ21・０未満で急激に医療費が上昇し、ＢＭＩ30以上でも少し医療費が上がっています。入院した患者さんはしばしば亡くなります。痩せた人の医療費が高いということは、亡くなったか危うかった患者が多かったということでしょう。

一方、外来医療費は少し異なります。高血圧、糖尿病があると当然、医療費はかさみます。そうした疾患を発症するのは中年のＢＭＩが高い人たちが多いですから、毎

BMIと月額医療費
日本　4.2万人（40～79歳）　3年追跡

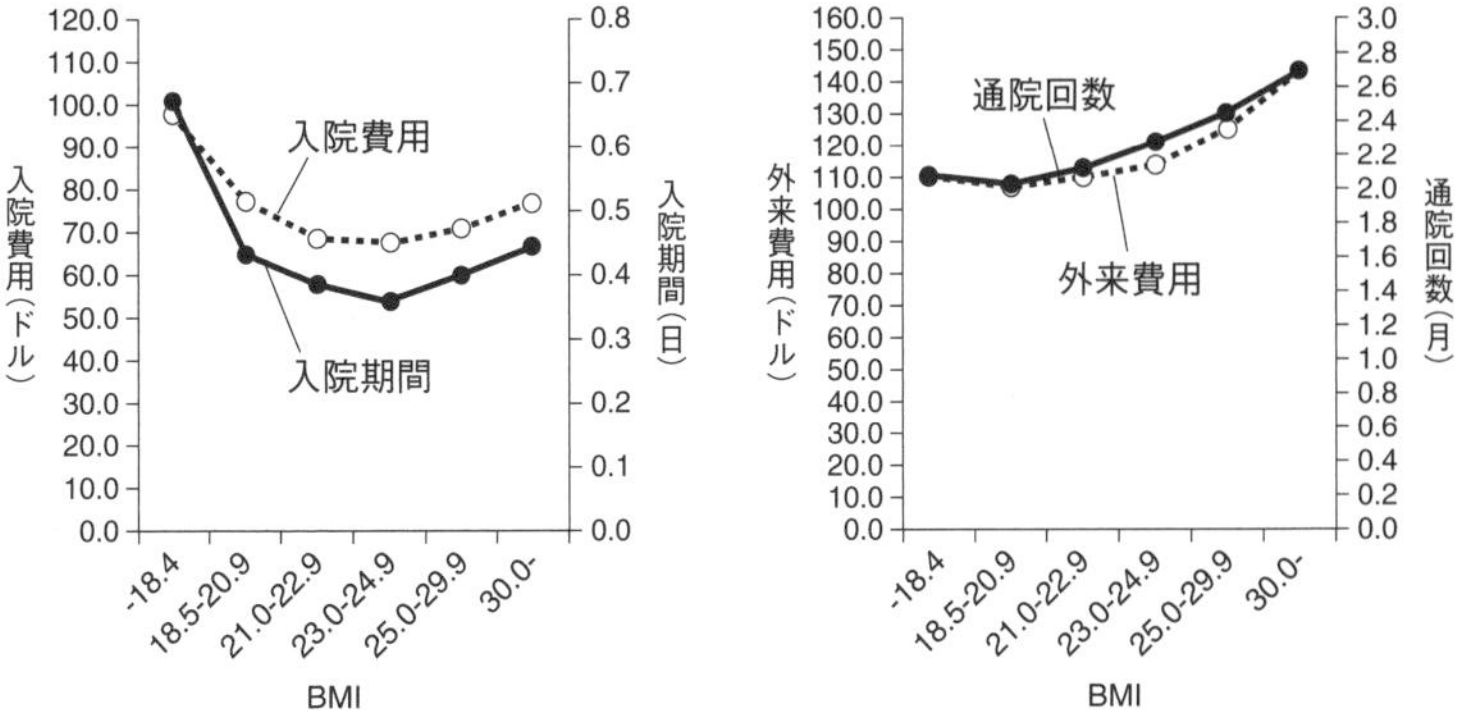

図35　　Kiriyama S. et al. Int J Obes 2002を基に作成

月の外来医療費は太っているほど高くなります。

この研究の結果、入院と外来医療費を足した総医療費が高いのはBMIが30以上、18・5未満、25・0～29・9、18・5～20・9、23・0～24・9、21・0～22・9の順となっており、30以上の肥満も18・5未満の痩せも高くなっています。もっとも総医療費が少ないのは21・0～22・9の人たちでした。BMI25・0～29・9はそれよりも医療費が10%ほど高くなっています。

もうひとつの論文は、40～69歳までの一般住民4502人を10年間追跡してBMI別に月額医療費を計算したものです[3]。BMI18・5未満の「痩せ」、BMI18・5～24・9の「標準」、25以上の「肥満」という3つのグループにわけて結果を出しており、瘦せ、肥満、標準の順に医療費がかかっています。入院医療費は圧倒的に瘦せが高く、外来医療費は瘦せも肥満もほぼ同じとなっています。

これらの結果からわかるのは、結局、瘦せも肥満もほぼ同じほど医療費がかかり、入院医療費は瘦せ、外来医療費は肥満が高いということです。

これは日本での結果ですが、太ることを容認すると肥満ばかりが病気になって社会的なリスクになる、という批判はどうやらＢＭＩ30以上が人口の３割以上を占める肥満大国アメリカでは的を射ているかもしれませんが、ＢＭＩ30以上の肥満人口がせいぜい数％の日本では的を外しているようです。

アメリカは日本のような国民皆保険制度ではないので、保険に入っていない人の医療費の支払いは莫大な額になることがあります。フー教授のあまりにも糖尿病・高血圧・虚血性心疾患が増えすぎる、というのはアメリカという国ならではの疑問と言えそうです。

肥満の外来医療コストを抑えるには

先ほどの研究によると外来コストは、ＢＭＩ30以上、25・０〜29・９の順に高くなっています。つまり、肥満も死亡リスクが最も低い小太りもなんだかんだとお金がかかるということになります。

実際の外来の医療現場ではどうなのか。灰本クリニックの現状をお話しします。

ＢＭＩ25程度の小太りや30以上の肥満になると確かに高血圧、高脂血症、糖尿病が発生しやすくなり、これらの病気をふたつ以上持っている方がいるのも事実です。そしてこのような患者さんにもっともコストがかかるのは、心筋梗塞や狭心症が発症したときです。たった数日間の入院だとしても治療費は３割負担で60万円、莫大なコストとなります。脳梗塞もコストはそれほどでもありませんが、運が悪いと半身不随や寝たきりになり、それはお金に換えられるものではありません。

ですから、まずこれらを徹底的に予防することが第一です。

高血圧は脳梗塞と脳出血の主な原因となります。当院には２０００人の高血圧の患者さんが通院していますが、杖歩行になるような脳梗塞の患者さんはこの10年以上、１人もいません。家庭で血圧を徹底して計測してもらい、特に早朝と夜の血圧を１２５㎜Hgに下げているからです。そのため、軽い麻痺を発症したとしても1週間ほどで後遺症もなく退院していきます。高血圧の治療コストはほとんどの薬にジェネリックがあるので、１日10〜30円ほどです。

次に、心筋梗塞の原因は喫煙と悪玉（ＬＤＬ）コレステロールの上昇ですから、まず禁煙しましょう。同時に投薬により悪玉（ＬＤＬ）コレステロールを下げます。中性脂肪や善玉（ＨＤＬ）コレステロールはそれほど気にしなくてもＯＫです。すでに何度も説明していますが、日本人は心筋梗塞発症も死亡もアメリカの1／5以下ですので、LDLが高くてもそれほど神経質にならなくてもいいでしょう。しかし、喫煙や糖尿病がある場合はLDLの値を100未満まで下げておかないと心筋梗塞を発症する可能性が高くなります。スタチンやエゼチミブという薬を使えば1日のコストはせいぜい5円~20円でこの目標に到達できます。これもジェネリックのおかげです。

糖尿病だけは少し異なります。糖尿病薬を服薬しても最近の10年間でHbA1cはたった0・1％程度しか下がっていません。[4][5] 効かない割に薬代は高価なのです。これは糖尿病が薬で治療できるという科学的根拠がないことを示しており、糖尿病薬から撤退した大手製薬会社もあります。糖尿病の悪化は糖質摂取量、運動量、インスリン分泌、グルカゴン分泌によってきまります。患者が自力でなんとかできるのは運動と食事で、インスリンに作用する薬は今ひとつ効かないのです。

当院には現在、月に約1300人の糖尿病患者が通院しています。

当院の臨床研究を2021年、海外専門誌に発表したのですが、その内容は、初診時の平均HbA1cが8・1％だった糖尿病患者245人に糖尿病薬を一切使わず、ゆるやかな糖質制限食だけで6カ月治療した結果、HbA1cを平均1・2％下げることができたというものでした。[6]

さらに週150分以上の早足歩行によっても0・7％下げられることがわかっているので、食事と運動を組み合わせるとほとんどの患者さんのHbA1cを7・0％前後まで下げることができるのです。薬にかかるコストはゼロです。

小太りや肥満は外来医療コストが高く付くという批判に対しては、ジェネリック医薬品、食事と運動で解決できるというのが多くの患者さんを毎日診療しているわたしからの答えです。

日本人はBMI25以上を目指すべき

もっとも理想的なのはBMI18・5〜の24・9の正常体重範囲である、とフー教授は主張しています。この数字はWHO基準の「標準」にあたる体重です。フー教授は発症リスクを考えるとBMI25以上はだめ、と言っているわけですから、そういう主張になるのでしょう。

フー教授はハーバード大学公衆衛生学部が誇るふたつの大規模観察研究を主催しており、おびただしい数の栄養・食事と病気や命の関係を証明しています。わたしも彼の論文の恩恵を受けています。論文を読んでも誠実さと正確さがよく伝わってきます。

ただ、考えなくてはいけないのは、これも繰り返しになりますが、アメリカの場合、肥満の度合いが日本とはくらべものにならないほど凄まじいということです。BMI30以上が白人女性の47％、黒人女性ではなんと58％に達し、さらに小錦レベルといっていいBMI40以上の白人女性も13％、黒人女性は17％もいるのです[7]。アメリカという国はそのような国です。このBMI18・5〜24・9が理想である、というのは肥満大国の悲痛な叫びという意味があるのではないかと思います。

日本の肥満パラドックス研究の嚆矢といえる、元国立がんセンターの津金先生はJPHC研究を主催しており、いわば日本のフー教授といえる立場にあります。本書でもご紹介した2002年の津金先生の記念碑的論文には最後に「低体重は、特に男性において依然として重要な公衆衛生上の問題である。中年男女の死亡率に及ぼす肥満の影響は比較的小さく、その主な理由は日本人の肥満の有病率が低いことである[8]」と締めくくられています。

また、日本では死因1位の癌と闘えるBMIかどうかというのを考える必要があります。第4章で見たように、癌と闘うには男性なら少なくともBMI23以上、女性はBMI21以上が必要ですし、できるなら25以上を目指したいところです。フー教授が提案した18・5〜24・9というBMIは癌と闘うのは少々心許ない数字です。心筋梗塞が死因1位のアメリカと異なり、日本においては、理想的なBMIとは言えないというのがわたしやBMIと生命予後を研究している日本の疫学者らのコンセンサスだと考えます。

「痩せ」をひとまとめにしていいのか？

②について検討しましょう。

フー教授は、痩せた人の死亡リスクが高いのは、痩せた人はさまざまな健康を害する要因を潜在的に抱えているのが理由なのではないか、と主張しています。日本の疫学者からも同じ指摘を個人的に受けたことがあります。

これまで肥満パラドックスの解説をする上で繰り返してきたのは、小太りはＯＫ、痩せと肥満（ＢＭＩで30以上）はダメ、ということです。

ただ、痩せは本当にダメなのか、という疑問はなかなか消えないと思います。

ＢＭＩが低い人にもいろいろなタイプがいるのに、それをひとくくりに「痩せ」ということでダメと決めつけていいのかということです。

喫煙をしている人は痩せていることが多いのですが、それを他の痩せと一緒にしていいのか？　一見わからないが、ゆっくりと進行している慢性の疾患（慢性腎炎、慢性胃炎、慢性肝炎、肺気腫や間質性肺炎などの慢性呼吸器疾患）を持っているために痩せている人をその他の痩せている人と一緒にしていいのか？　適切な食事と運動をこころがけて痩せている人は健康だと思うが、それもダメなのか？

フー教授は「痩せの多様性を過小評価し、痩せの死亡リスクを過大評価している」

と指摘しています。痩せた人の理由は多彩ですから、痩せているだけでひとくくりにするのは適当ではない、痩せだから必ずしも死亡リスクが高いのではない、隠れた疾患を持っている一部の痩せがリスクを押し上げている可能性がある。痩せの死亡リスクを過大評価しない解析が必要である、というのがフー教授らによる肥満パラドックスへの疑問です。

痩せた人の多様性をどう捉えるべきか考えてみましょう。

痩せた喫煙者が一番危ない

まず、喫煙についてです。

これは直感的に理解できると思いますが、一般に、喫煙すると体重が落ちて、禁煙すると体重は増えます。つまり痩せた人には喫煙者がある程度含まれていると想像できます。

また、喫煙は肺炎、肺気腫だけでなくあらゆる致死的な慢性疾患(癌、心筋梗塞、脳血管障害、肺気腫・間質性肺炎など)の危険因子になることがわかっています。痩せた人たちの死亡リスクは煙草を吸うグループ、吸わないグループで比較する必要があるでしょう。

ほとんどの肥満パラドックスの論文では、すべての人、喫煙者と非喫煙者にわけたものの２パターンで死亡リスクを算出しています。

たとえば、本書で何度も紹介している日本人７大観察研究です。12・５年追跡して喫煙者と非喫煙者の死亡リスクを比較しています。[9] すべての死因で見ると、ＢＭＩ19未満の痩せた人では、非喫煙者は喫煙者に比べて死亡リスクが０・２低くなっていますが、それでもなおＢＭＩ23・０～29・９の小太りは痩せの人より低い死亡リスクです。

癌死、心疾患死、脳血管障害死、その他の死（ほとんどは肺炎を含む呼吸器疾患死）という死因別の喫煙者と非喫煙者を比べてみても、ＢＭＩ19・０未満の痩せた人では、非喫煙者が喫煙者よりもはっきりと死亡リスクは下がります。癌死は０・５も死亡リスクが下がり、それ以外の死因による死亡は０・１～０・２程度下がっています。

つまり、日本人ではＢＭＩ19未満の痩せた人で煙草を吸う人は吸わない人よりも20％ほど死亡リスクが上がるのです。

一方、欧米を中心とする３０００万人規模での追跡調査でも、喫煙者は非喫煙者に比べて痩せれば痩せるほど死亡リスクが急峻に高くなります。[10] ＢＭＩが20から15に下がると死亡リスクが０・１～０・６ほど上がっています。つまり、痩せた人ほど喫煙は死亡リスクに大きく影響しており、日本とほぼ同じです。

たしかに喫煙は痩せの死亡リスクに小さくない影響を与えています。しかし、煙草を吸う人を除外し、非喫煙者だけでBMIと死亡リスクについて分析しても、小太りや肥満は死亡リスクが低く、瘦せるほど死亡リスクが高くなっていくのは揺るぎません。

喫煙者を考慮しても、やはり肥満パラドックスが成立しているのです。

瘦せの中の「隠れ病人」

次に瘦せた人の多様性について考えてみます。

瘦せた人の中には研究対象となった時点で、検査の数値には現れないが、なんらかの危険因子、ゆっくり進行する慢性疾患などを持っている人がいて、その人たちが死亡リスクを押し上げているのではないか、という疑問がハーバード大学のフー教授を初めとする疫学の専門医から出されていることをご紹介しました。

たとえば、慢性肝炎にはウイルス性肝炎（B型、C型）、自己免疫性肝炎、原発性胆汁性胆管炎、アルコール性肝炎、非アルコール性脂肪性肝炎（脂肪肝の重症型）などがありますが、必ずしも一般的な血液検査で異常が見つかるわけではありません。精密な血液検査や腹部エコー、CT、さらに肝生検まで行わないと確定診断ができないこともしばしばです。

そして、肝炎は数十年にわたって潜行し、50歳や60歳になって疾患が明らかになったときにはすでに肝硬変になっており、数年後に肝不全や肝癌によって亡くなるという症例は確かに少なからずあります。だからといって、10万人以上の対象者を精密な検査やＣＴにかけるというのは非現実的です。

肝炎のように潜行しつつ数十年以上にわたって進行する疾患は呼吸器疾患にも循環器疾患にもあります。慢性腎炎から慢性腎不全を経て透析に至る患者さんがいることはよく知られていますし、ヘリコバクター・ピロリ菌感染から慢性萎縮性胃炎を経て胃癌に至るケースなども考えられます。

こうした隠れた疾患を持つ人が痩せの死亡リスクを押し上げている可能性については、しっかり検討する必要がありそうです。

長生きする痩せとは？

何度かご紹介している３０００万人規模で肥満パラドックスを解析した世界最大の研究では、世界中から２３０編のＢＭＩと死亡に関する研究を集めて、その追跡期間別の解析もしています[10]。

世界　追跡期間別のBMIと死亡
3,000万人　メタ解析

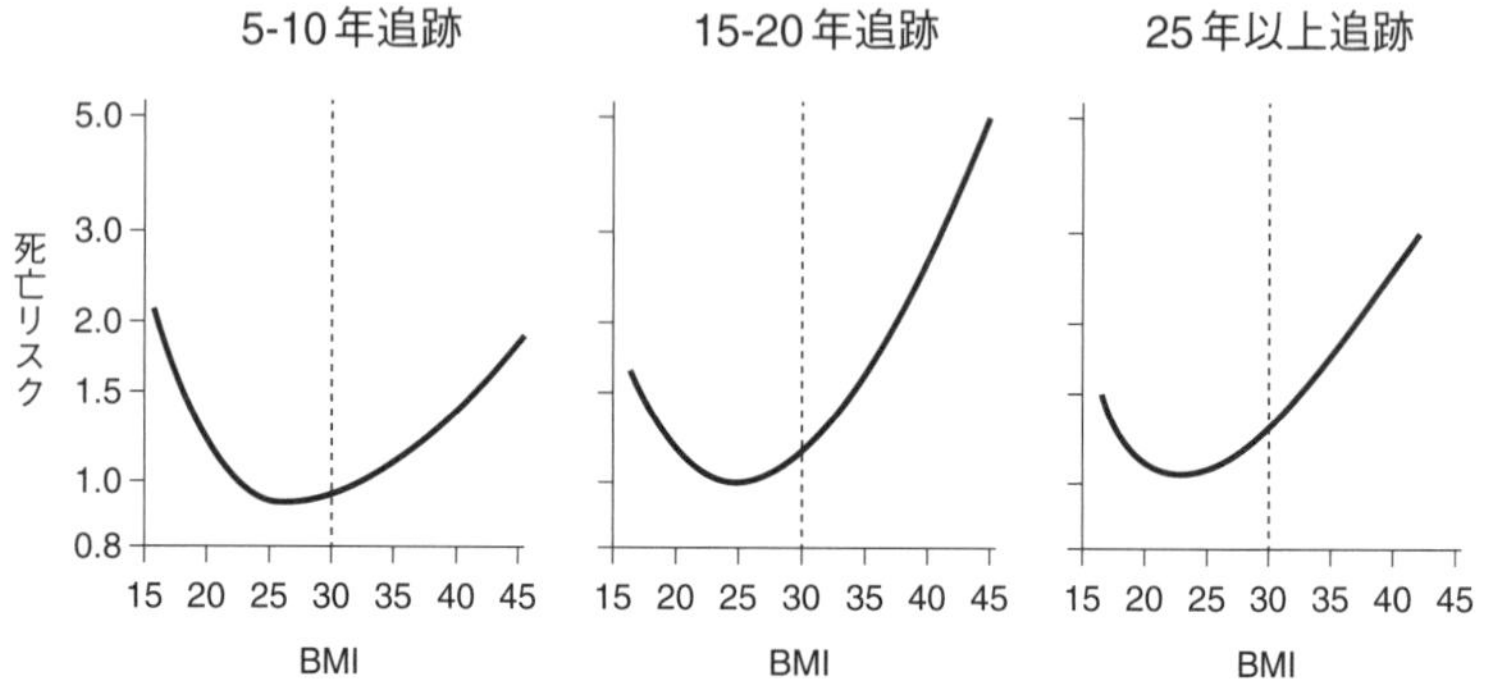

図36

Aune D. et al. BMJ 2016を基に作成

その結果はたいへん考えさせられるものでした。

図36を見てください。グラフの横軸はＢＭＩ45まで続いていますが、こんなＢＭＩの人は日本にはほとんどいません。日本人の95％以上が入るＢＭＩ30に点線をひきました。日本人に関しては、この点線の左側だけ見ればいいと思います。

肥満パラドックスの研究は死亡をテーマに10年ほど追跡しているものがほとんどです。これは決して短い期間ではないのですが、25年以上の追跡期間を持つ研究に比べると追跡期間は半分以下です。

図を見ると5～10年の追跡では痩せの死亡リスクは痩せれば痩せるほど急激に上昇します。ＢＭＩ20未満の痩せた人の死亡リスクはおよそ2・0、この層の人たちはＢＭＩが24～25の小太りの人の2

倍近く死亡リスクが高いことを示しています。何度も登場した日本の７大観察研究の追跡期間は12年半なのでこれに近いと思います。

追跡時間が長くなると小太りも肥満の人も死亡リスクはわずかに高くなっていくのですが、ＢＭＩ20以下の人の死亡リスクは徐々に低くなり、25年を超えるとＢＭＩ20未満の死亡リスクはＢＭＩ24〜25の人に比べてせいぜい１・５倍程度です。

25年以上追跡すると、ＢＭＩ24〜25の小太りの人と比べて、最も痩せた人の死亡リスクは２・０から１・５へ25％も下がったことになります。つまり、25年以上追跡すると痩せた人の死亡リスクが低下し、一方で、もっとも死亡リスクが低かった小太り（ＢＭＩ25前後）もＢＭＩ30以上の肥満も死亡リスクがやや高くなるので、痩せた人との差が縮まるのです。

これをどのように解釈したらよいのでしょうか。

ひとつの考えは、50歳のときに登録したＢＭＩは10年後の死亡リスクを予想する能力は高いが、25年後（75歳）の死亡リスクになると予測能力が落ちてくるというものです。25年間に個人のＢＭＩが変化するのもその原因となるはずです。たとえば、わたしは今、70歳ですが、厳しい糖質制限を止めた57歳から70歳の13年間で体重は58㎏から64㎏、ＢＭＩは２・２も増えました。

もうひとつは、痩せた人のなかには喫煙、乱れた食生活、少ない運動、大量の飲酒などの不健康な生活をしているがゆえに痩せている人もいます。いわゆる〝不健康な痩せ〟です。また、胸部レントゲンでわからないレベルの結核や肺気腫、健診で発見できない慢性肝炎、慢性腎炎、慢性胃炎などの将来死につながるかもしれない潜在的慢性疾患を抱えている人もいます。このような〝不健康な痩せ〟の方は比較的早い時期に亡くなるので10年後の痩せた人の死亡リスクは痩せていない人に比べて相対的に高くなります。

一方、痩せた人のなかにも禁煙、健康的な食事、高い身体活動量、適度な飲酒、定期健診などを怠らずに生活しているがゆえにBMI20以下を保っている人たち、つまり〝健康な痩せ〟も含まれています。後でハーバード大学のデータをお見せしますが、そのような〝健康な痩せ〟は25年以上生き延びる可能性も十分あります。

しかし、以上の議論よりも重要な点は、25年以上追跡すると登録時55歳の人は80歳となり、60歳は85歳となるということです。いくら健康な小太りや痩せた人でもこれほどの高齢になると多くが亡くなります。つまり25年以上追跡すると、年齢のリスクが痩せや肥満のBMIによるリスクを上回ってしまうのでしょう。したがって、痩せも肥満も小太りも等しく亡くなっていき、痩せの相対死亡リスクは下がるのだと考えられます。

逆に、BMI30以上の肥満の人たちの相対的な死亡リスクが上がるのは、〝健康的な痩せ〟は存在しても〝健康的な肥満〟は存在しないということなのでしょう。

とはいっても、25年追跡した結果でも、BMI15の痩せた人のほうがBMI30の肥満よりも死亡リスクは20～30％ほど高いのです。
多少ゆるやかなグラフになりますが、25年経過してもなお痩せよりも小太りが長生きなことは変わりません。喫煙や慢性的な疾患といった「痩せの多様性」を考慮してもなお、肥満パラドックスは成立しているのです。

体を動かすと死亡リスクは低くなる？

痩せている人は喫煙など悪影響のある習慣を持つ人、何らかの疾患を抱えているなど健康にリスクを抱えている人ばかりではありません。健康で痩せている人もいるはずです。バランスのとれた食事を適量とり、適度な運動を続け、飲酒もほどほど、大きなストレスもなく生活している――そうした人の存在は肥満パラドックスではどう考えられているのでしょうか？

ＢＭＩに生活習慣つまり食事と運動・身体活動量などの要因を加えて解析すると、死亡リスクはどのように変化するか。非常に興味のあるテーマです。

ところが、生活習慣の要因を加えてＢＭＩと死亡リスクを研究した論文はわずかです。わたしが調べた範囲内では、２０１６年のハーバード大学の研究しか見つかりませんでした。

その研究を紹介する前に、食事や身体活動量と死亡リスクの関係について簡単に触れておきましょう。

まず、身体活動量はどのくらい死亡リスクを低くするのか、です。

家事なども含めた日常生活、仕事での活動に余暇の運動・スポーツでの活動をあわせたものを身体活動量とします。ただし、仕事中の身体活動量を正確に算出するのはかなり困難です。一方、余暇の運動量は比較的簡単に問診から算出できます。

日本人の身体活動量と死亡リスクについては国立がんセンターのＪＰＨＣ研究で報告されています。[11] 余暇の運動・スポーツの強度×毎週の実行時間と死亡リスクについての研究です。

一般的な成人の余暇の運動・スポーツについて厚生労働省やＷＨＯは健康のために次の３つを実行するように推奨しています。

① 中くらいの運動（早足歩行レベル）を週１５０〜３００分
② 強い運動・スポーツ（ジョギングレベル）を週75〜１５０分
③ ①と②の組み合わせ

ＪＰＨＣ研究では、８万３４５４人の一般住民のアンケート調査を基に、運動していないＡ群、①をやっているＢ群、①に加えて少しの運動・スポーツのＣ群、①に加えてかなり強い運動・スポーツのD群に分けて10年間追跡しました。死亡リスクはA群を1・0とするとB、C、D群はどれも死亡リスクが25％低くなっていました。余暇の運動として、最低でも毎週150分の早足歩き程度のものが必要だということです。

長生きのためにどのくらい動けばいいのか？

では、余暇の運動・スポーツと仕事の身体活動量のどちらのほうが死亡リスクへ与える影響が大きいのでしょうか。

余暇の運動・スポーツは高所得の国では当たり前ですが、低所得・中所得の国では日常生活そのものが重労働なので余暇にスポーツを行う経済的、時間的な余裕は少ないと考えられます。したがって、所得別に国を分類してそれぞれのデータを集めて分析する必要があります。2017年、「The Lancet」に世界17カ国から低・中所得国と高所得国別に約13万人が参加して行われた研究が発表されました[12]。

結果は予想通り順当なもので、余暇の運動・スポーツも仕事・家事の運動も同じ程度に総死亡を減らすというものでした。

わたしは外来診療が仕事ですから、仕事中はほとんど動きません。そのような場合、週に600分以上の早足歩行をすると、しない人に比べて死亡リスクを30％も減らすことができます。しかし、これは毎日90分は歩かなくてはならないことになり、多忙な人には無理があります。わたしは現在、余暇時間を使って週に200分ほど早足歩行しているのですが、これではとても十分とは言えません。

一方、この研究では余暇の運動量と死亡リスクの関係も調べており、週に150分の早足歩行で死亡リスクは10％減っています。この程度の運動なら無理なく続けられそうです。

健康で長生きするためには安直な散歩ではダメなようです。もちろん、まったくやらないよりは少なくてもやったほうがずっとましですが……。

「納豆を食べると心血管障害が減る」をどう考えるか

生活習慣とは主に食事と運動です。

次に食事だけでどのくらい死亡リスクを減らせるかについて考えてみましょう。

2016年、納豆をたくさん食べる人は心血管障害が減るという素晴らしい研究（岐阜大学・高山コホート研究）がこの分野で最高レベルのアメリカ臨床栄養学会誌に掲載されました。日本の納豆の効果を世界に知らしめた意義のある研究ですが、アメリカ臨床栄養学会誌には「○○を食べると△△が減る」という論文は毎月山のように掲載されています。すべてを実行したらどんな病気にもならない世界一健康な人になれるのではないかと思ってしまうほどです。

しかし、この「○○を食べると△△が減る」式の研究は一見、役に立つように見えて、実はなかなか扱いが難しいのです。

ある食品を食べることで胃癌が減ったとしましょう。それ自体は素晴らしい効果です。しかし、その食品が本当に体にいいのかは、それを食べることによって他の癌が増えていないかどうか、癌以外の疾患、たとえば心筋梗塞や肺炎が増えていないかどうか、さらに血圧が上がる、血糖値が上がるなどの副作用がないかをすべて確認しなくては判断できません。

「○○を食べると△△が減る」というのはごく一部の△△については科学的な判断ができていますが、全体像をまったく見ていないのです。「体重を減らせば心血管障害を予防できる」と主張して「すべての原因による死亡」を考慮していないメタボと同じような過ちを犯しています。

つまり、「○○を食べると△△が減る」というようなちまちました研究では食事と死亡リスクとの関係に迫ることはできません。

健康食は死亡リスクを減らす

それでは食事と死亡リスクの関係をどのように把握すればいいのでしょうか。

2017年、医学雑誌にハーバード大学のグループがある研究を発表しました。[13] 科学的に優れているという評価が確立している3つの食事療法である「代替健康食指数」「代替地中海食」「DASH食」について参加者約7・4万人が、どれくらいそれぞれの食事ルールに近い食事をとっているかをスコア化して12年間追跡して死亡リスクとの関係を解析したのです。

「代替健康食指数」とは食事の質をはかる指数で、全粒穀物、ナッツ、長鎖オメガ3脂肪酸などの摂取量が多く、赤身・加工肉、精製粉、甘味料入飲料の摂取量が少ない食事です。

「代替地中海食」は健康にいいことで知られている、スペイン、ギリシャなど地中海沿岸諸国の伝統的な食事をアレンジしたもの。オリーブオイル、全粒穀物、野菜、果物、豆、ナッツ、チーズ、ヨーグルト、魚を多く食べ、アルコールも嗜み、一方、肉、お菓子は控えめにします。

「DASH食」は高血圧予防の食事で「低ナトリウム」「高カリウム」「豊富な食物繊維」が特徴となっています。

この研究では、この３種類の食事療法をどの程度適切にとっているかを７・４万人の一人一人についてスコア化しました。

スコアの詳細は割愛しますが、３種類の食事パターンで多少の差はあるにせよこれら３種類のどれかひとつの食事療法をきちんと守れば、最大で死亡リスクを14％減らすことができるという結論になりました。

日本食もバランスよく食べるのが大事

ただ、この研究をそのまま私たち日本人に適応するのは困難です。日本とアメリカでは食事内容が大きく異なっているからです。

日本では、２０１６年に、数年に一度発表される日本人の栄養摂取基準を基に、それに近い食事の人と遠い食事の人の死亡リスクについての研究が発表されています。国立がん研究センターの研究者が日本人約８万人（40歳〜75歳）の食事調査を行い、15年間追跡しました[14]。

炭水化物、野菜、魚と肉、乳製品、果物、総摂取カロリー、お菓子とアルコールという７項目について毎日の摂取量を計算し、それを男女別、年齢別、身体活動量別に10点満点でスコア化しました。満点は70点になります。さらに、年齢、男女、身体活動量によって食べるべき量が異なるため、それぞれ別に計算する必要があります。これは非常に手のかかる作業です。

それぞれの登録者は0〜70点のスコアを持つことになります。スコアが70に近いほど日本の栄養摂取基準に沿った食事をしていることになり、0に近いほど基準から外れていることになります。

調査の結果、栄養摂取基準に沿った食事をしている高スコアの人は、基準とはほど遠い食事をしている低スコアの人とくらべて死亡リスクが15％低いことがわかりました。

アメリカと日本のたいへん考え抜かれたふたつの研究から、健康的な食事を実行している人は、健康食を実行していない人より15％程度死亡リスクを減らすことがわかりました。食事パターンがかなり異なっているアメリカでも日本でも結果が約15％だったということは、この数字にはある程度の信頼性があるということだと思います。

身体活動量が多い人は少ない人より25〜30％死亡リスクが下がるという研究を先ほどご紹介しました。どうやら食事より身体活動のほうが死亡リスクを減らすようです。

また、単純に計算できるものではありませんが、じゅうぶんな身体活動量によって25％、健康的な食事をとることによって15％死亡リスクが減るなら、活動量があり健康的な食生活を送る人は、運動をせず食事も健康的でない人より少なくとも30％以上死亡リスクを減らせる可能性がありそうです。

本当にそれだけのよい影響があるのでしょうか？

健康なら痩せても大丈夫なのか？

この疑問に答えてくれるのが、肥満パラドックスへの疑問点を指摘したことをご紹介した疫学者、ハーバード大学のフー教授らによる大規模で精密な研究です。[15]

この研究は、アメリカの男性３万９２８４人と女性７万４５８２人（合計約11・３万人）を32年も追跡しています。

ライフスタイルのなかの健康要因として、食事（さきほど紹介した食事療法「代替健康食指数」のスコアを使用）、身体活動量（中くらいか強い運動を１日30分以上しているかいないか）、喫煙の有無、適度な飲酒（女性でアルコール５～15ｇ、男で５～30ｇ／日飲んでいるかどうかの２段階評価）という４つを考慮してＢＭＩと死亡リスクの関係を調べました。

結果は次ページの図37のようになりました。

健康要因を１個も持たない人たちのＢＭＩと死亡リスクはこの本でたくさん出てきたＵカーブとなっていて、痩せと肥満で死亡リスクが高くＢＭＩ22・５～29・９が最も長生きとなります。

アメリカ　健康要因を加味したBMIと死亡
11.3万人　32年追跡

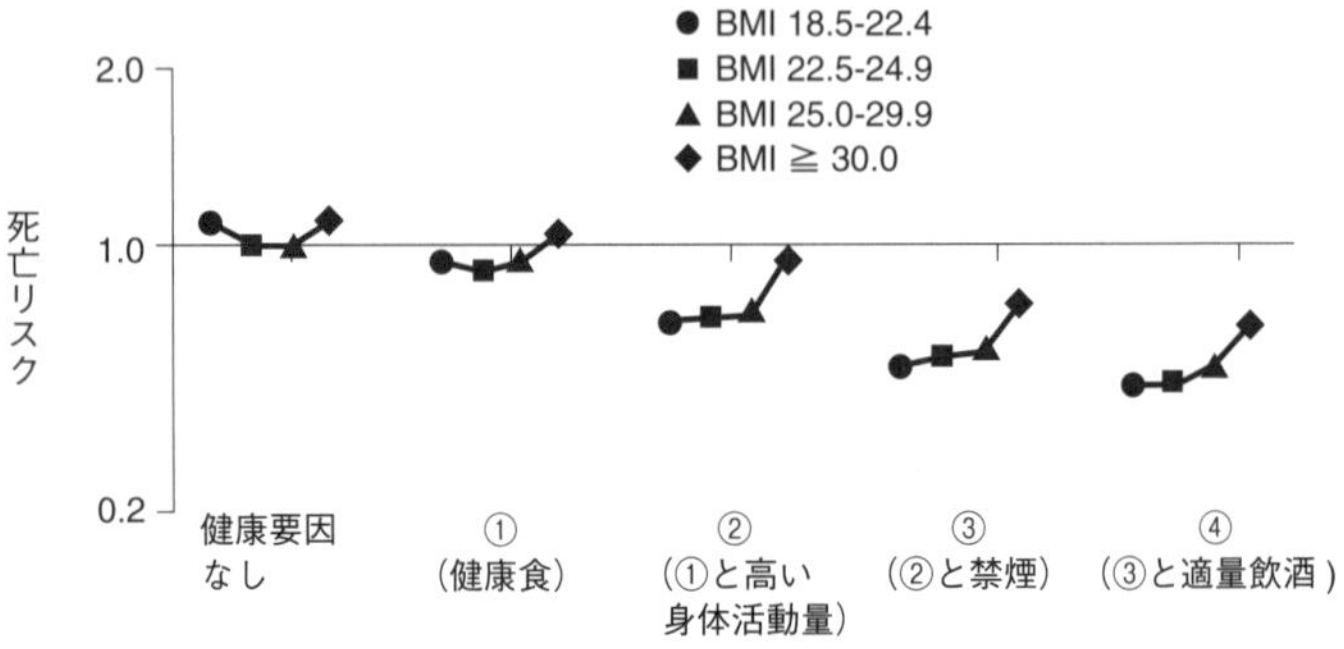

図37

Veronese N. et al. BMJ 2016を基に作成

次に、健康食を忠実に実行している人たち（健康要因がひとつ）を見ると、死亡リスク全体が低下していて、痩せの死亡リスクも大きく下がっています。

そして、健康食を実施し、かつ身体活動量が高い人たち（健康要因がふたつ）ではＢＭＩ18・5〜29・9までの範囲で死亡リスクはほぼ同じになりました。

さらに禁煙、適量の飲酒という健康要因が加わると、ＢＭＩ30より小さいと死亡リスクはほとんど変わらず、だいたいフラットになっています。ＢＭＩ18・5〜29・9までの死亡リスクは、健康要因がひとつもなかった人とくらべて半分程度に下がっています。

この研究から、ＢＭＩと死亡リスクに関して、健康要因（食事、運動、禁煙、適度な飲酒）の与える影響は非常に大きいことがわかります。特に健康食と身体活動量という健康要因がふたつ加わると痩せた人たちの死亡リスクがぐーんと下がるのは注目に値します。

「健康な生活」は思ったより難しい

しかし、やはり健康的な食事をして運動をしていたら痩せていても大丈夫、肥満パラドックスは関係ない、と喜ぶのはまだ早いのです。

そもそも、健康食、高い身体活動量、禁煙、適度な飲酒という、「科学的に健康だとされるライフスタイル」はどのくらいの登録者が実行できていたのでしょう？

たとえば、先ほどの研究で取り上げた4つの健康要因のうち、わたしが確実に行っているのは禁煙だけです。お酒はほとんど飲めないので、飲んでもせいぜい350mlの缶ビールを半分程度、したがって適度な量には達していません。散歩の時間も週に200分ですが、診療中はほとんど動かないので高い身体活動とは言えません。わたしの食事はスコア化していないので何ともいえませんので、健康要因で確実なのは禁煙のひとつだけでしょう。ひいき目に見ても1・5〜2個といったところ。

前述のフー教授らの約11万人の参加者がどのくらい健康要因を持っているかの研究で、健康要因なし〜ひとつの人が半数、なし〜ふたつの人は男性で8割、女性で9割に達します。3つ以上の健康要因を持つ人はわずか1～2割しかいないのが現実なのです。人は思ったよりも健康的な生活を送っていない、というのが実情です。

さらに、考えないといけないのは、この研究の対象となった11・3万人は一般住民ではなく、看護師、歯科医、薬剤師などの医療系の仕事に勤務する人たちだということです。おそらく、一般住民よりも健康に対する意識が高く知識も豊富でしょう。

そういった人たちでさえ、健康要因なし、またはひとつが2人に1人、3つ以上持っているのは10人いても1人か2人なのです。医療に対する意識が高い人でも8割以上の人は健康的な生活習慣を持っているとはいえないというのが現実です。

それでもやっぱり小太りがいい

日本でもアメリカでも医療関係者ではなく一般住民を対象にこの研究を行ったら、健康要因を持つ人はもっともっと減るでしょう。わたしのように健康要因はせいぜいひとつ、ふたつという人がほとんどなのではないかと想像します。

このハーバード大学の研究のグラフで、全体の8割を占める、じゅうぶんに健康的とは言えない生活（健康要因がなし～ひとつ）を送っている人のBMIと死亡リスクの関係を見ると、痩せやBMI30以上の肥満の死亡リスクが高いUカーブを描くことを示しています。これはこれまで見てきた肥満パラドックスの研究で見てきたＵカーブと同じです。

つまり普通の人を調査すると、残念ながら健康的な生活をしている人は少なく、そこでは小太りの死亡リスクが低い肥満パラドックスがやはり成立しているのです。健康的な４つの要因（食事、運動、禁煙、適度な飲酒）を守っているなら、瘦せでも死亡リスクがほとんど小太りと変わらないというのは真実でした。

しかし、その「健康」というのが曲者で、われわれが思っている「健康」と科学的に認められる「健康」の間には大きなギャップがあるようです。

瘦せのリスクを吸収するような健康的な生活を送っている人は、一般の人たちではせいぜい10人に１人でしょう。

健康的な食生活を送り、じゅうぶんな強度の運動を行い、喫煙をせず、適度な飲酒をする生活をずっと続けられると自信を持って言えるわずかな人以外は、自らの瘦せを過信せず、年齢を重ねたら素直に小太りの方向へ向かうのがよさそうです。

第5章 まとめ

・3000万人を5年〜25年以上追跡し、BMIとすべての死因による死亡リスクを扱った研究は肥満パラドックスの究極。これを見解の相違といった言葉で安易に否定するのは科学的ではない。現在、肥満パラドックスを否定する科学的な研究はない。ただし、科学的な視点から出された疑問、批判があれば検討すべき。

・小太りは死亡リスクが低いが、糖尿病、高血圧、虚血性心疾患が増える。たしかにその通りだが、医療経済的に痩せた患者と肥満患者の外来と入院コストの総和はほとんど同じ。日本では痩せた人の人口はBMI30以上の肥満よりも圧倒的に多いので、痩せた人たちの医療費は決して無視できない。

・「痩せのリスクを過大評価している、痩せにもいろいろある」という疑問は重要。しかし、喫煙者や調査開始時にすでに潜在的な慢性疾患を持っていて比較的短い追跡期間に亡くなる人などを除いて分析しても、やはり肥満パラドックスは成立する。

・死亡リスクは健康的な食事をしっかり守ると約15％、運動をしっかり実施すると25〜30％も減る。

・食事、運動、禁煙、適度な飲酒などの健康要因をふたつ以上持っている人はBMIが18・5から29・9までなら死亡リスクは同じように低いままとなる。

・健康的な食事をとり、ある程度の運動をし、煙草を吸わず、適度にお酒を飲む人は痩せていても死亡リスクが上がらない。しかし、そうした健康的な生活を送っているのはせいぜい10人に1人。医学的に「健康な生活」を送れない普通の人は肥満パラドックスが推奨する小太りが一番いい。

第6章　若いときも小太りで大丈夫？

ここまでわかったＢＭＩと死亡リスクの関係をまとめてみます。

①日本ではＢＭＩ20未満は人口の15％、ＢＭＩ30以上の肥満は数％。一方、欧米ではＢＭＩ20未満の人口は数％、ＢＭＩ30以上は25％（ヨーロッパ）〜30％以上（アメリカ）を占めている。

②日本人のＢＭＩと死亡リスクの関係をグラフにすると逆Ｊカーブを描き、男性でＢＭＩ23・０〜29・９、女性で21・０〜26・９で一番死亡リスクが低い。

③男性でＢＭＩ23未満、女性で21未満は、痩せれば痩せるほど急峻に死亡リスクは高くなり、もっとも痩せた人たちの死亡リスクは小太りのＢＭＩの人たちの２倍にもなる。これが肥満パラドックス。

④癌、虚血性心疾患と心不全、脳血管障害、慢性呼吸器疾患、従来の急性肺炎と新型コロナ肺炎などの致死的な疾患だけでなく糖尿病でもすべて肥満パラドックスが成立している。

⑤健康的な食事をとり、身体活動量がかなり多く、喫煙せず、ほどほどの量のアルコールを飲んでいるという4つの健康因子を持っていればBMI18・5〜29・9の範囲のどのBMIでも死亡リスクは下がる。

これが結論です。

若い頃も小太りでいいのか

——と言いたいところですが、ひとつ問題があります。

これらの結果の基になった膨大な研究データの多くは、40歳〜79歳という中年から高齢者の集団を対象にしています。その人たちが10年後、20年後に生きているか死んでいるかを調査して、登録時のBMIとの関係を統計的に分析しているのです。そこから小太りは長生きだが、痩せと過度の肥満は死亡リスクが高くなるという肥満パラドックスという結論が導き出されました。

ここで次の疑問がわいてきます。

20歳代、30歳代のBMIとその後の死亡リスクはどうなっているのだろう？　若い人たちでも肥満パラドックスは成立するのだろうか？　人間は若いときからずっと小太りがいいということだろうか？

それに、10～20年間も追跡して体重がまったく変化しない人は少ないのでは？　途中で太ったり痩せたりした場合、死亡リスクはどうなるだろうか？

若いときはどういう体型がいいのか、年齢を重ねる中での体重の増減をどう考えればいいのか、このふたつの疑問が解決できれば、たとえば、20歳から80歳までの長い人生で、どのようにBMIや体重が変化していくのがいいのかがわかります。

ところが、たとえば20代、30代の10万人を登録して亡くなるまで追跡するとなると、実に50年、60年といった期間ずっと追跡することになります。これはひとりの研究者が扱うには手に余るテーマです。研究を代々引き継ぐ必要があります。また、10万人を50年追跡となるとそれなりの予算が必要です。

まさに国家プロジェクトとして取り組まないと不可能なのです。

果たして10万人規模を20歳前後で登録して50年以上も追跡した研究はあるのか、複数の疫学者にたずねてみましたが、「見たことがない」というのが共通の答えでした。

17歳の男女を50歳になるまで追跡する

さすがにないか――と、あきらめていたのですが、２０１４年のある研究が目に留まりました。それは、17歳の男女を50歳まで追跡したイスラエルの研究です(1)。

ご存じのようにイスラエルは建国以来、周囲のアラブ諸国と戦闘状態にあり、徴兵制を採用しています。イスラエルの人口はそれほど多いわけではありません。人口が減れば当然、兵士も減り、戦闘力が低下します。国民の健康状態、特に徴兵前である17歳のＢＭＩとその後の死亡リスクの関係は国家防衛ためにも重要な課題なのでしょう。

次ページの図38はイスラエルの17歳の男女約２１６万人を追跡し、17歳時のＢＭＩと50歳までの死亡リスクの関係を示したグラフです。その間に約１万８５００人の死亡が確認されています。

横軸がＢＭＩですが、対象者が17歳の高校生ですから痩せている男女が多く、横軸はＢＭＩ18・５～20・５の幅が長くなっていることにご注意ください。

グラフは肥満パラドックスとは異なり、太ると急激に死亡リスクが上昇するＪカーブを描いています。一方、痩せてもそれほど死亡リスクは上がりません。

最も死亡リスクが低いのは男性も女性もＢＭＩが19～20でした。１６０cmなら48～

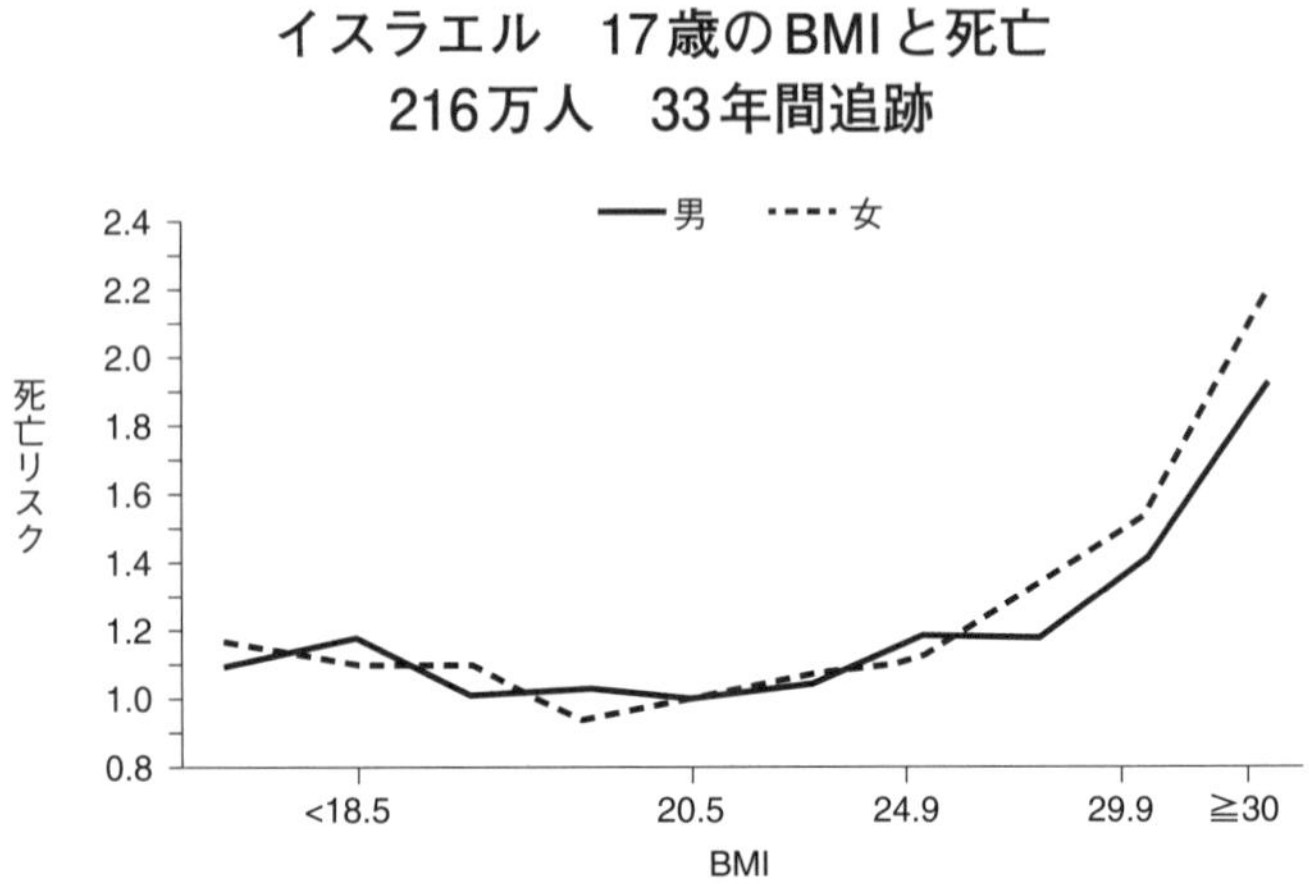

図38

Twig G. et al. J Clin Endocrinol Metab 2014を基に作成

51kg程度、170cmなら55～58kg程度、175cmだと58～61kgです。これはスリムな体格であって小太りでは決してありません。

ちなみに、わたしの17歳の頃は身長165cm、体重53kgだったのでBMIは19・5。幸い最も死亡リスクが低いグループに入っていたようです。

BMI25を超えるとカーブは急角度で上昇し、BMI30以上では死亡リスクが2倍近くになります。

17歳では肥満パラドックスは成立しません。

高校生のときにぱっと見てBMI25以上、多少ともお腹がでた小太りや肥満だと、どう見ても健康とは思えません。どうやら少し痩せ形で精悍な印象の高校生の男女が、少なくとも50歳までは最も長生きのようです。

中年、老年期では小太りかやや肥満なのが生存に有利なのはこれまで何度も見てきましたが、高校生の小太りと肥満は不利になります。

青春期は少し痩せているほうがいい、が結論です。

妊娠出産にも適した体重がある

女性についてはもうひとつ異なる視点で若い頃の理想的なBMIについて考えることができます。それは、女性は男性と異なり、人類の進化において最も重要である、子孫を残すための妊娠出産というイベントを体験する可能性があるからです。

ハーバード大学教授で骨からみた人類進化学が専門のダニエル・リバーマンの名著『人体600万年史』に以下のような記載があります[2]。

「人類進化のもっとも重要な点は、個人の生存ではなく人類全体の生存が危うくならないように進化すること。つまり、中年や高齢者は進化しない。なぜなら中年、高齢者は出産と15歳までの子育てが終わっているから。こうした人たちが例えば癌や心血管障害などの疾患によって50歳代で死に絶えたとしても、若く子孫を残せる世代が元気ならば人類の存続にまったく問題ない」

世界　母親の妊娠前BMIと胎児死亡・新生児死亡　メタ解析

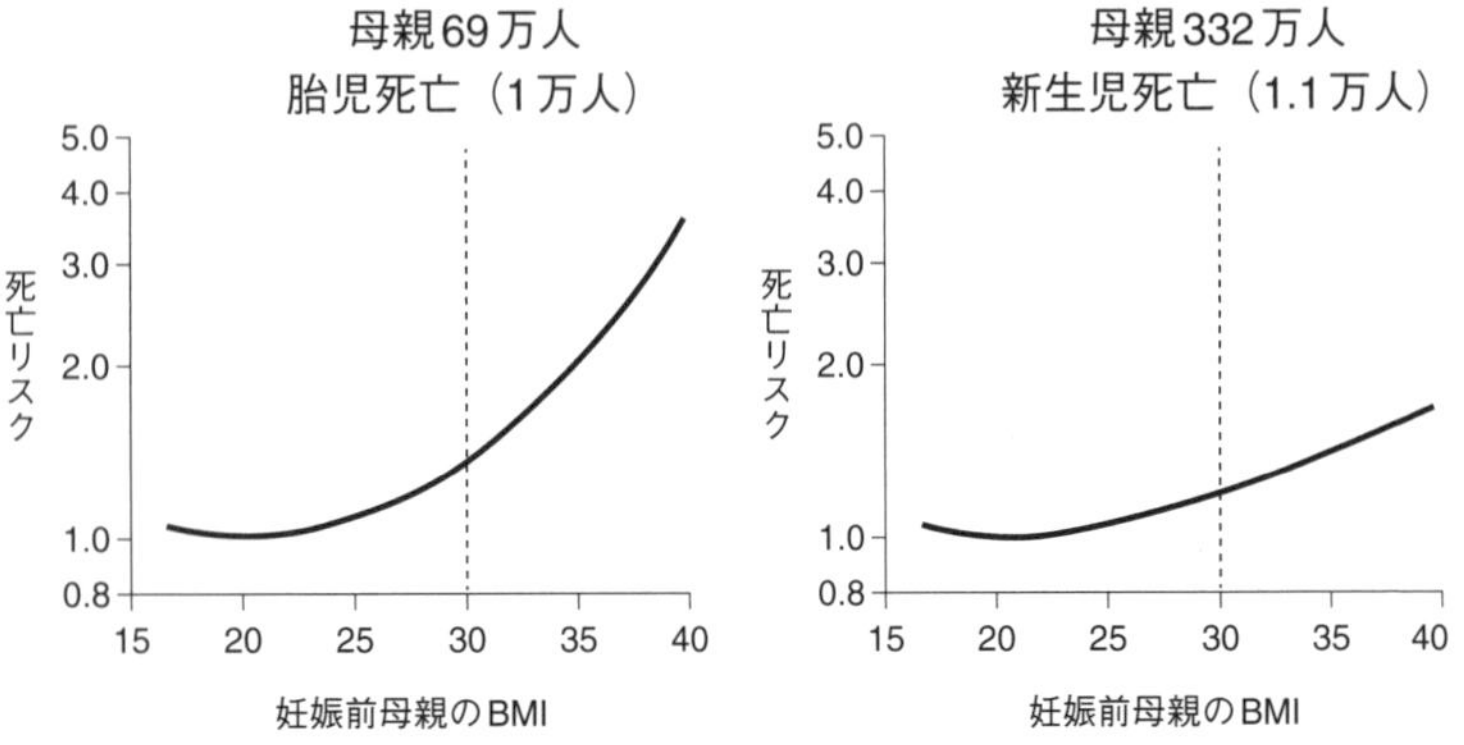

図39

Aune D. et al. JAMA 2014を基に作成

今まで本書で見てきた40歳以上の男女がどのような病気で死のうが、人類の進化とは無縁の存在だと言うのです。身も蓋もない言い方になってしまいますが、医学の立場ではなく人類進化の立場から見るとそうなるのでしょう。

つまり、女性が妊娠、出産を無事に成し遂げるために最適なＢＭＩはどのくらいかという問いは人類の生存にとってきわめて重要な意味を持っているのです。

そして、その答えはすでに出ています。

図39は２０１４年に発表された、胎児・新生児死亡と母親の妊娠前のＢＭＩに関するメタ解析です[3]。グラフを見るとＢＭＩ20未満の痩せた女性の胎児・新生児死亡リスクは低いのですが、ＢＭＩが25以上の過体重や肥満になると急激に死

亡リスクが高くなっていきます。胎児・新生児死亡リスクという視点では、生殖年齢の女性のBMIは20前後がもっとも有利だということになります。妊娠出産を控える女性は、イスラエルの研究で見た10代と同様、少し痩せているくらいが出産にかかわるリスクは低いのです。

このふたつの研究から、20歳前の男女、および生殖年齢の女性（20代～30代が中心）ではBMI20前後がその後の生存や出産に有利と言えそうです。

痩せと肥満、どちらが認知症になりやすいのか？

もうひとつ、人生を通じての最適体重を考えるときに避けて通れないテーマがあります。

認知症です。

この本の冒頭で、「健康とは何か」を考えたとき、わたしは日々の診療を通して、年齢を重ねてからの健康とは次の3点に集約されるのではないかと思い至ったということを記しましたが、そのうちのひとつが、「認知症にならず家族に迷惑をかけないこと」でした。

認知症は自分の人生の質だけでなく家族の人生の質にも大きく影響します。

認知症にならないためにはどうすればいいのでしょうか？

老人性の認知症は60代半ばから発症しますが、75歳を超えると発症率がぐんと上がり、80代では4割を超えるなど、年齢を重ねるとともに増加していきます。90歳になると6割が認知症になると言われています。

日本人の平均寿命は男性81歳、女性87歳ですから、おおざっぱに言って、半分近くの人は人生の最後に認知症が待っていると考えておくほうが無難です。

認知症発症から数年も経過すると症状は次第に悪化し、トイレなど日常生活介助が数十分毎に必要になり、家庭内で言い争いが頻発し、徘徊して警察に保護されるなど、家族にはボディーブローのように疲労が溜まっていきます。

認知症は本人にも家族にも残酷な病気です。最終的に施設に入所し、自宅で死を迎えたいという患者の希望は潰えてしまいます。

ＢＭＩと認知症の関係は、医学的には、「肥満は認知症を招く」というのがこれまでの教科書的な常識でした。

太れば太るほど認知症にならない⁉

ところが、２０１５年に世界でもっとも信頼されている医学誌のひとつである

「The Lancet」に「太っていればいるほど認知症にならない」という論文が発表され、わたしは仰天しました。[4]

これは、イギリス国民の９％の健康情報が収められている医療データベースを使い、40歳以上の国民のうち調査に適した約２００万人を選んで約９年追跡した、という大規模なものです。

結果は衝撃的でした。ＢＭＩが40以上という超肥満者は認知症リスクが標準体重（ＢＭＩ20〜24）より約３割も低かったのです。

しかも、過体重とされるＢＭＩ25から認知症のリスクがゆるやかに減少し、ＢＭＩ35を超えてもリスクは下がり続けています。

一方、ＢＭＩ20未満の痩せた人は標準体重の人よりも認知症リスクが３割以上高くなっていました。これほど極端な肥満パラドックスもそうそうありません。

ところが、その後の研究でＢＭＩと認知症の関係はそう簡単ではないことがわかってきました。２０１７年にデンマークの研究者は約９・５万人を36年追跡したデータと30万人の遺伝子解析データを合わせて、ＢＭＩの低い人がアルツハイマー病を発症しやすいということはない、２０１５年「The Lancet」に発表されたイギリスの約２００万人の研究は、低いＢＭＩが認知症を起こすのではなく、認知症になったから食欲低下や意欲低下によってＢＭＩが低下した、つまり、低いＢＭＩは認知症の原因ではなく結果と結論づけて批判しました。[5]

ＢＭＩと認知症の複雑な関係

そして、２０２０年に発表されたメタ解析でもその結果は複雑な様相を呈しています。[6]

これは5年から38年と短期、長期さまざまな研究をあわせて解析したものです。図40の左グラフは中年期７・８万人を解析したもの。たとえば中年の45歳で登録して30年以上追跡した場合、45歳のときのＢＭＩが25以下だと30年後、75歳を超えたときの認知症の発症リスクは低くなります。ＢＭＩ25未満に痩せればリスクが下がり、ＢＭＩ25以上に太れば太るほどリスクが上がります。ということは痩せたほうがいい。

一方、図40の右グラフは65歳以上の高齢者６・８万人を10～15年追跡しました。こちらのグラフは中年期とは傾きが逆になり、たとえば70歳のときのＢＭＩが低ければ低いほど10年後、80歳になったときの認知症発症リスクは高くなります。ＢＭＩが30を超えるとリスクは下がります。つまり太ったほうがいい。

中年期のＢＭＩが25未満だと年齢を重ねたときに認知症になりにくく、一方、高齢期だと逆にＢＭＩ25以上のほうが認知症になりにくいということになります。

いったいどういうことなのか？

世界　中年期と高齢期のBMIと認知症発症　メタ解析
5〜38年追跡

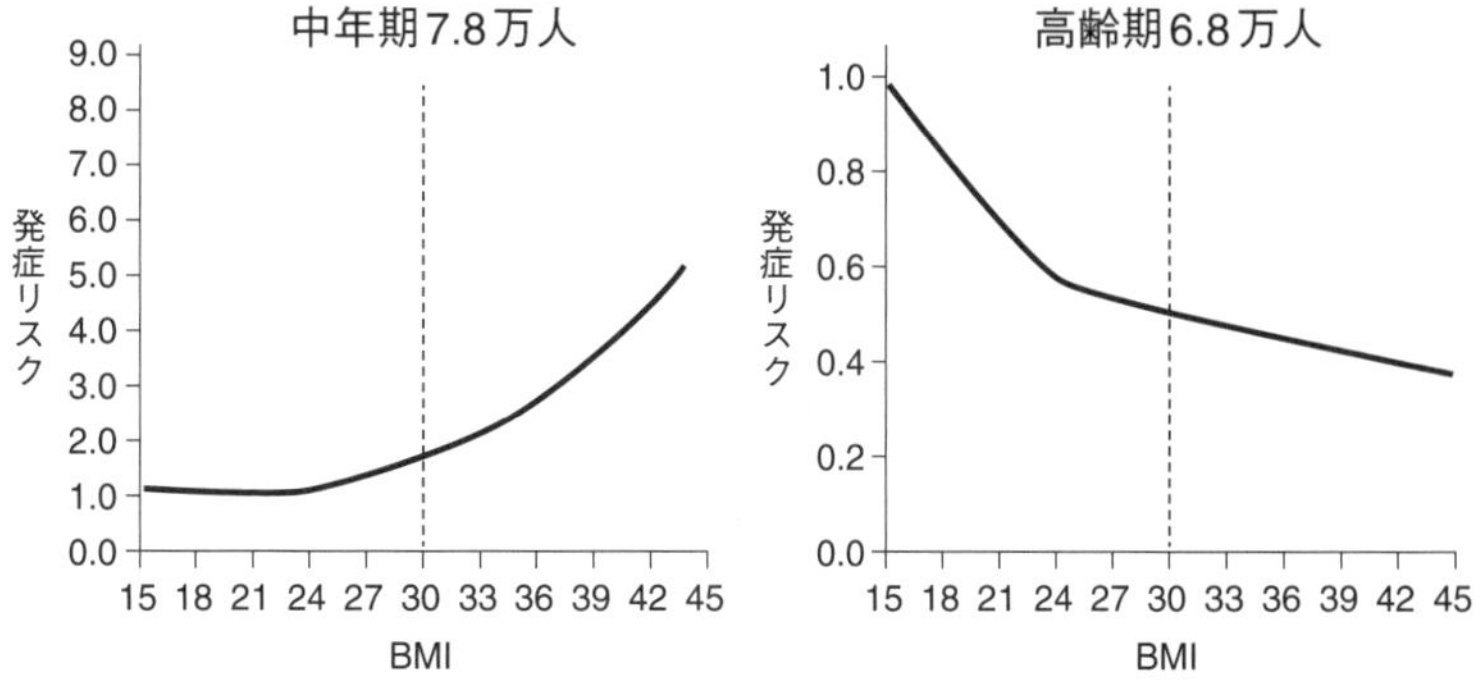

図40　Qu Y. et al. Neurosci Biobehav Rev 2020を基に作成

どうやらＢＭＩと認知症の関係は、どの年齢のＢＭＩかによって二重の構造になっているようなのです。中年期までは小太りにとどめ、高齢期を迎えたら痩せないように、できたら太るほうがいいということです。

この研究の結論を知れば、なぜイギリスとデンマークの研究が真逆の結論になったのかが理解できます。

イギリスの研究は９年と短い期間の追跡だったので、研究開始時にすでに認知症になりかけていた高齢者も多く含まれていたと考えられます。その場合、ＢＭＩ25以上の小太りや肥満が有利になります。

一方、デンマークの研究の追跡期間は36年とたいへん長いので、開始時にまったく認知症を発症していない中年の参加者も多く含まれていたと考えられます。中年期にはＢＭＩ25未満の標準体重のほうが有利になるのです。

この認知症とＢＭＩの関係と今まで学習してきたＢＭＩと総死亡の関係を統合してみると、50歳のときの体重は男性でＢＭＩは23～25、女性で21～25になるように留め、65歳を超えたらＢＭＩは男女とも小太り（ＢＭＩ25～28）をめざす、となります。

中年期から5kg以上、体重を増やせ

次に体重の変化は死亡リスクにどう影響するのか？　を検討しましょう。

日本の７大観察研究などは40歳～79歳を研究対象者として登録し、10年～20年追跡しています。登録時のＢＭＩと10～20年後の死亡リスクの関係は、痩せのリスクが高く、小太り～肥満のリスクが低い逆Ｊカーブでした。

しかし、よく考えてみれば、体重が10年も20年もまったく変化しない人のほうが少数派です。５kg前後の増減はざらですし、10kgの増減もそれほど珍しいことではありません。

では、個人の体重の増減はその後の死亡リスクにどう影響するのでしょうか。この場合、一般住民のひとりひとりの身長はほとんど変わらないので体重変化を追跡する

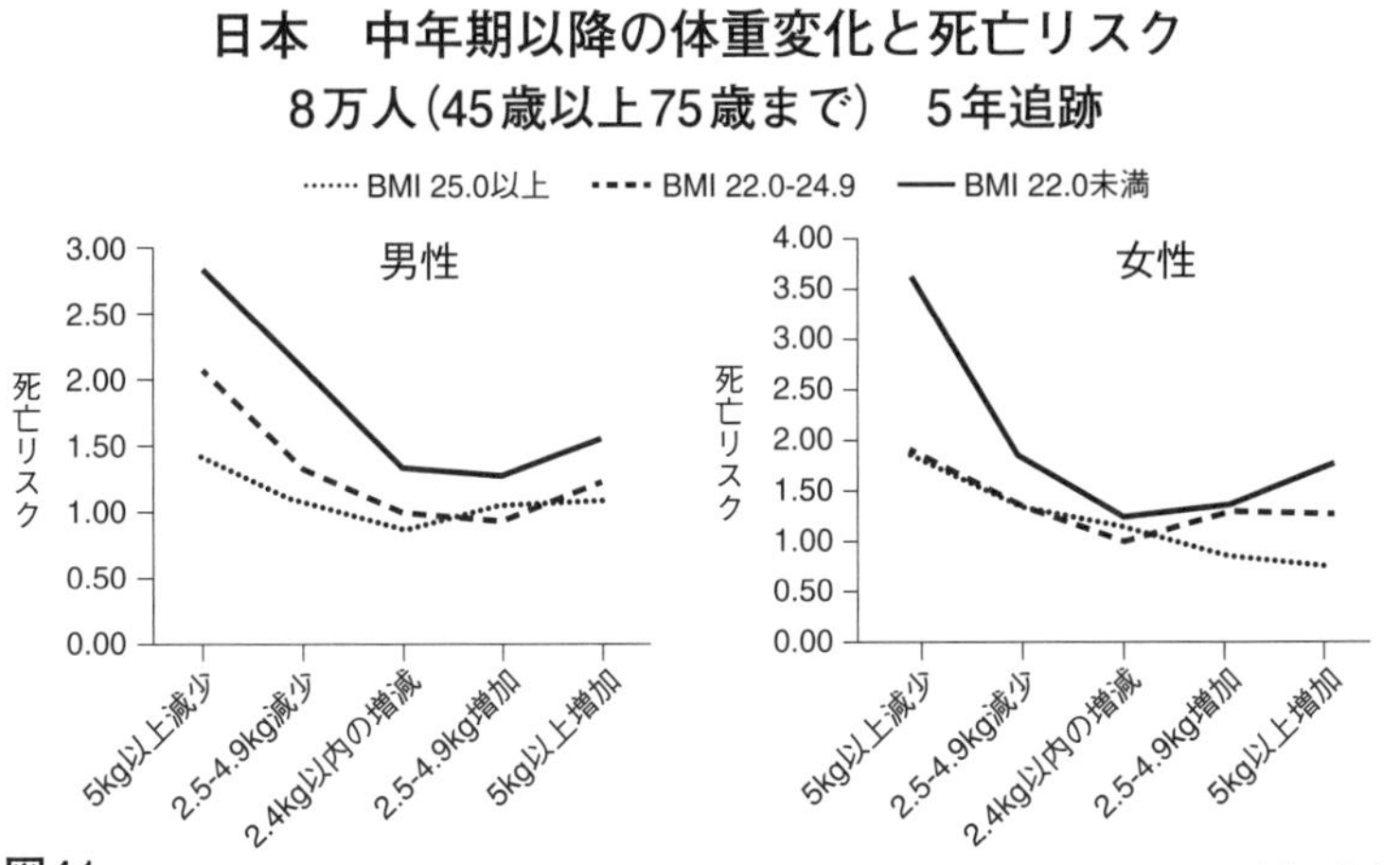

図41

JPHC Int J Obesty 2010を基に作成

ことになります。

ＪＰＨＣ研究が45歳以上75歳までの約8万人を5年追跡してこの問題の答えを出しています。[7] 図41です。

登録時のＢＭＩが22・0未満、22・0〜24・9、25・0以上のグループに分け、5年後の調査から体重の変化を①5kg以上減少、②2・5〜4・9kg減少、③2・4kg以内の増減、④2・5〜4・9kg増加、⑤5kg以上増加の5つのグループに分類し、死因別の死亡リスクを調べました。

まず全体像から。体重があまり変化しなかった（2・4kg以内の増減）グループと比べて、5kg以上減少したグループでは、死亡リスクは男性で1・40、女性で1・76倍となりました。一方、5kg増加したグループのリスクは男性1・29、女性1・31倍でした。

さらにこれをもともとのBMI別に詳しく調べました。グラフ左の男性、右の女性でも、もともとのBMIが22・0〜24・9で体重変化が2・4kg以内の増減だったグループの死亡リスクを1・0としました。目を引くのは、BMI22・0未満の痩せたグループで体重が5kg以上減ると、男性で2・9倍、女性で3・6倍と大幅に死亡リスクが上昇しているということです。BMIが25・0以上の小太りでは体重が5kg以上減った場合、男性で1・4倍、女性で1・8倍しか死亡リスクは増えていませんでした。

一方、5kg体重が増えたとしても、痩せたグループ、小太りグループともに死亡リスクはそれほど上がりませんでした。

このことから45歳を過ぎたら体重増加よりも、むしろ5kg以上の体重減少を避けたいということがわかります。

このJPHC研究ではもうひとつ、20歳時の体重（自己申告）と研究に参加登録時（40〜69歳）の体重の変化をテーマにしたものがあります。これで20歳から40歳までの体重変化がどうあるべきかがわかります。[8]

20歳時から40歳以上になって研究に参加したときまでの20〜50年間に、体重変化が①5kg以上減少、②5kg以上増加、③増減が5kg未満、の3グループに分類し、その後、約13年間追跡して総死亡、癌死、循環器疾患死との関連を調べました。

するとどの年齢で見ても５kg以上体重が減少したグループで死亡リスクが高くなっていました。また、５kg以上体重が増加したグループは死亡リスクの上昇は認められませんでした。

つまり、20歳から５kg以上体重が減るのは避けたほうがいいが、５kg以上上昇しても死亡リスクに影響はないということです。

３つめは韓国の研究をご紹介します。約38万人（40歳以上、平均年齢52歳）を約11年追跡して、登録時、中間点、最終点の３回、ＢＭＩを測定しました。[9] 11年間に約１万２０００人の死亡が確認されました。

ＢＭＩの変化を３つに分類し、それぞれの死亡リスクを比較しています。４％以上の増加群、４％以上減少した群、それに一定しなかった群です。４％のＢＭＩ変化というのは、わたしの身長１６５㎝と体重で考えてみると、ほぼＢＭＩの約１に相当し、体重に換算すると２・７kgとなります。

この３つの群の死亡リスクを見ると、ＢＭＩ増加群の死亡リスクが一番低く、低下群がもっとも死亡リスクが高くなりました。変動群はその中間です。

つまり体重が増えた人たちの死亡リスクは低く、減った人のリスクは高いということです。さらに１１００万人を5年間追跡した韓国の別の研究によると、体重が15％以上減った群でもっとも死亡リスクが上昇しました。

病気の構造が日本とよく似ている韓国のこのデータは日本人にとっては無視できな

い結果です。中年以降ＢＭＩを減らす、つまり体重を減らす、ダイエットすることがどれだけ死亡リスクを上げるかがよくわかります。

まとめると、青年期には痩せ気味がいい、中年期以降は小太りがいいという、これまで見てきた肥満パラドックスの結論とよく一致しています。すなわち、20歳から中年にかけて少なくとも５kg以上は体重を増やすべきだ、ということがわかります。この５kg以上増やすというのは重要な数字です。

メタボ健診に従うと死亡リスクが高くなる

体重変化についてご紹介した研究は日本、韓国のものでした。じつは、欧米のほとんどの研究では中年期に体重が増えると死亡リスクが上がることが明らかとなっています。

ただし、第1章でご紹介したように、アメリカのＢＭＩ分布は、ＢＭＩ30以上が男女とも30％以上、ＢＭＩ25以上となれば人口の8割です。中年期に体重が増えるということは、ＢＭＩ30以上の肥満はそれ以上の超肥満に、ＢＭＩ25以上の小太りは30以上の肥満になるということです。

それはやはり危険だと思います。アメリカの死因1位である心血管障害では基本的には肥満パラドックスが成立していますが、ＢＭＩ30を超えると死亡リスクは上昇していきます。

一方、日本はＢＭＩ25以上の人口は男性で27％、ＢＭＩ30以上に至ってはわずか数％となっています。女性のＢＭＩ25以上、30以上も同様です。つまり太ったところでほとんどの人はＢＭＩ30以下、小太りの範囲に収まるのです。

また、死因は癌死が27％、肺炎を含む呼吸器疾患をあわせれば全体の４割弱を占めます。このふたつの疾患ではＢＭＩ30以下の場合、典型的な肥満パラドックスが成立するので、痩せている日本人は少し太ったほうがいいでしょう。

日本や韓国の研究を見ると20歳を過ぎて、あるいは中年期に体重がどんどん減ると死亡リスクが著しく上がることがはっきりします。体重増加群でもリスクは多少上がりますが、減る群に比べるとその上昇は半分程度です。増減の幅を小さくするのがベストですが、減るよりは増えるほうがいいのです。

メタボ健診では中年期以降、太ってきたら体重を減らせ、と指導されますが、ＢＭＩ30を超えるような肥満でなければその必要はないのです。

お腹を凹ませろ、痩せろというメタボの保健指導は、実施しないほうが長生きで、下手に痩せてしまうと死亡リスクが高くなるという迷惑至極なものだということがわかります。

理想の体重変化を考える

それでは、人の一生でもっとも理想的なBMIの変化とはどうなるのでしょう？ 人はどのような体型で年齢を重ねていくのがいいのか、という疑問です。

ひとつ参考になるのは、オーストリア人13万人を20年間追跡して、各年齢別にもっとも死亡リスクが低いBMIを明らかにした研究です。[10] それによると、BMIは20歳代の23から70歳代の26まで直線的に増えていくのが理想と考えられます。オーストリア人と日本人では体型やBMI分布が異なるので、この研究も参考にして、これまでの研究を縦断的にまとめてみましょう。すべての年齢で日本人のデータがあるわけではないので、できるだけ日本や東アジア人のデータを、それがない場合は欧米のデータを使いました。

・17歳前後ではBMI20前後がよい。（イスラエル）

・40歳以上になるとBMIは男性で23・0〜29・9、女性で21・0〜26・9の中肉中背からやや小太りが理想、BMI30未満なら軽度の肥満でもよい。（日本）

・65歳以上ではＢＭＩは20〜30未満の範囲ならばＯＫだが、小太りのほうがよい（日本）。死亡リスクが最も低いのは27・５前後。（欧米）
・20代から少なくとも５kg以上の体重増加が必要。（日本）
・中年期以降にＢＭＩが４％以上、体重で５kg以上減ってはならない。（日本、韓国）
・ただし、以下の４点の健康因子をクリアしていればＢＭＩが18・５〜29・９の範囲内なら痩せていても太っていてもかまわない。①禁煙②身体活動量がかなり多い③科学的な根拠に基づいた食事療法をしっかりと実施している④アルコールをほどよく飲む。（アメリカ）

10歳ごとにBMIが1増えるようにする

では、これまでの解説をもとにして、青年期から老年期までどのように体重が変化するようにするのがいいのか、グラフにしてみます。

問題は30歳代のＢＭＩとその数十年後の死亡リスクを見た研究が少ないことです。

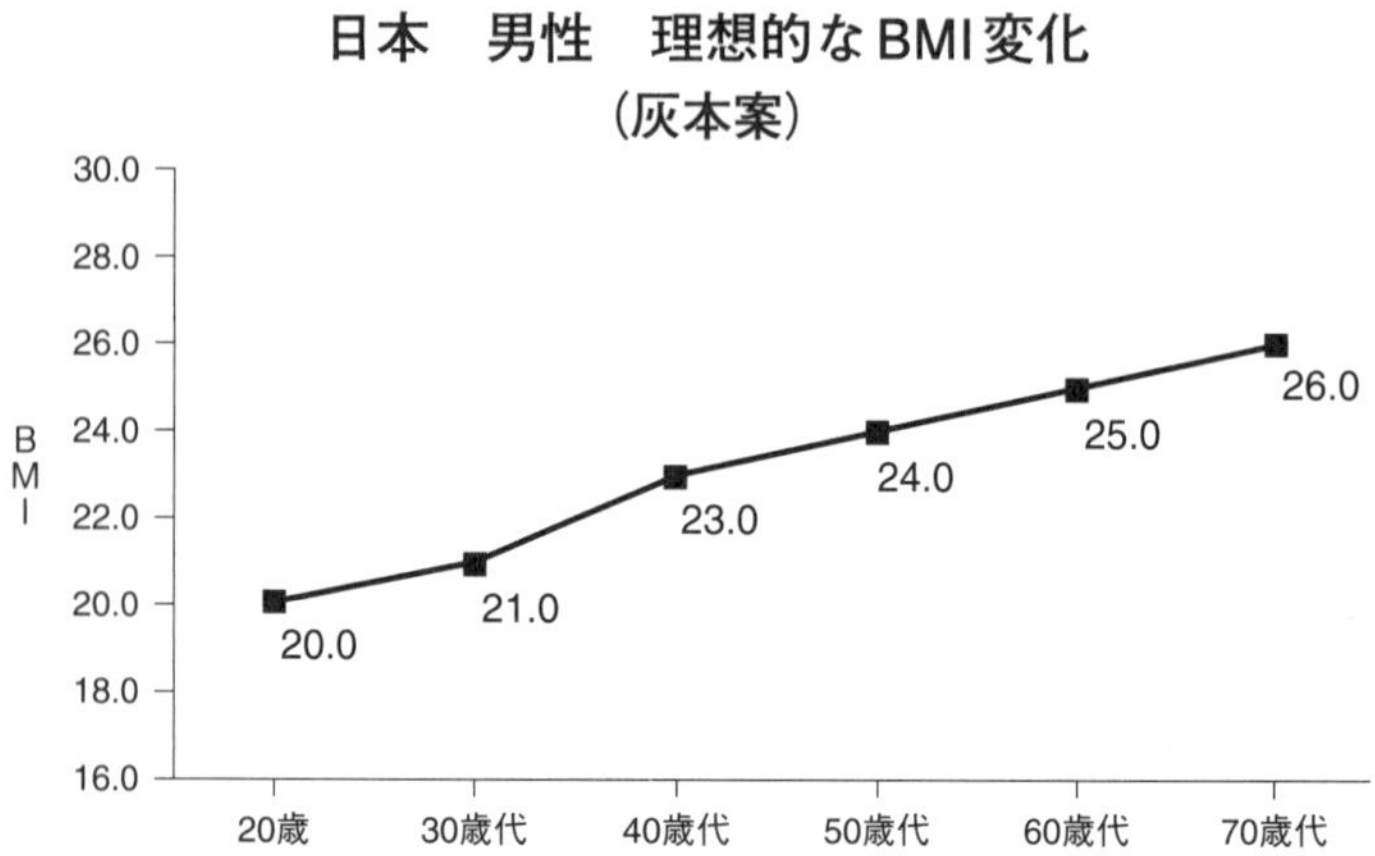

図42

そこで、オーストリアの研究も参考にしつつ、20代と40代の理想ＢＭＩをまずプロットしてそのふたつを結ぶかたちで30歳代のＢＭＩを決定しました。20代〜40代まででスムーズな線を描くようなグラフになっています。

図42を見てください。20歳から中年にかけて5kg以上増え、中年期から5kg以上絶対に痩せないのが原理ですから、当然、ＢＭＩは右肩上がりとなります。そして、20歳のＢＭＩ20・0から10年ごとにＢＭＩがおよそ1・0ずつ増えていくという案を作りました。

以前、ある大学教授から「10歳増えるごとにＢＭＩが1増えるのが理想的な体重の増え方だということが老年医学の研究者の論文の中にあった覚えがある」という話を聞いたことがあります。図らずも類似したグラフになりました。

グラフのように直線的に体重が増えればよいのですが、瘦せ気味の人はそう簡単に増えるものではありません。癌年齢といえる55歳頃にはできればBMI24を確保しておきたいものです。

65歳頃から80歳までにかなり多くの人たちで体重が低下します。老化による胃腸機能と食欲の低下、それにさまざまな慢性疾患の発症によるものです。しかし、この年齢でも体重が減ると死亡リスクは明らかに上昇しますし、認知症の発症リスクも上がります。

70歳以上はBMIが25以上のほうが認知症になりにくく、30を超えても死亡リスクはそれほど上がらないので、60歳を過ぎたら、体重を増やす努力をしたほうがよさそうです。70歳になっても体重が増加するのは少数派ですが、そういう方はきわめて健康だと考えていいでしょう。

この右肩上がりのグラフにあなたのBMIは当てはまっていますか？

在宅患者では瘦せた人より太った人の幸せ度は高い

老年期を迎えた方とBMIについて、老年内科専門医である前田恵子先生（現名鉄病院老年内科）に在宅診療の患者さんについていろいろ教えていただきました。

患者さんが施設に入っている場合、3食必ず食事が出てくるのですが、太っている人は基本的に食に貪欲な人が多くほとんどが完食するそうです。そういう患者さんはまず痩せません。逆に痩せた人は基本的に食が細く食事を残しがちなので、なかなか太れません。

太っている人は基礎体力があるのでリハビリもちゃんと行い、元気に動ける時間が長くなります。痩せた人は体力がないのですぐ疲れてしまい、リハビリが続きません。また、太った人はいつも自分で食べるので誤嚥しにくく、痩せた人は介護者が食べさせる場合が多いので誤嚥しやすくなります。誤嚥は死へとつながる誤嚥性肺炎を引き起こすので非常に危険です。

前田先生が在宅で診ている患者の場合、その9割が誤嚥性肺炎で亡くなり、残りが老衰と突然死だそうです。

誤嚥性肺炎になると発熱を繰り返し、元気がなくなっていって痩せていきます。痩せた人はせっかく退院してもまたすぐに発熱する。そうするとあっという間に食欲が低下し、元気がなくなり、ますます体重も減っていきます。痩せた人は体調を立て直す時間的な余裕がないまま死に向かって直行しているように見えます。つまり、家族とじっくりと話す機会がほとんどないので、幸せ度は低いのではないかと前田先生はおっしゃっていました。

逆に太った人は誤嚥性肺炎になっても直線ではなく階段状に症状が悪化するそうです。つまり、太った人には、発熱もなく体調もよくなる踊り場が必ずあるのです。そうした時期が人生、病気への対処法、家族との対話、今後の人生で何が重要かを考える時間になります。したがって、太った在宅患者のほうが幸せ度は相対的に高いと思う、というのが前田先生の見解でした。

小太りは「食べられる人」

これまでさまざまな角度から肥満パラドックスについて見てきました。そこで問題にしていたのはもっぱらＢＭＩです。小太りは長生き、痩せは危ない、ということです。

しかし、本当は太っている、痩せていることよりも「食べる人」か「食べない、食べられない人」かが重要なのかもしれません。「食欲がある人」「食に貪欲な人」は体重や体力があり生き延びるということです。

「食べる人」は小太りや肥満となり、「食べない人」は当然痩せていきます。

つまり、ＢＭＩというのは「食べる」ことの結果なのです。ＢＭＩの数字だけを見て太っている、痩せていると考えるのではなく、体重が増えている、維持できていれば「自分はまだちゃんと食べられる」、「体力も気力もある」、減っていたら「自分は食べられていない」、「その気力も体力もなくなってきている」、そのように考えてみてはどうでしょうか。

多くの内科医、外科医の話、そしてわたしの臨床経験からしても、癌、呼吸器疾患、脳心血管障害、その他どのような死に至る可能性がある慢性疾患だとしても「食欲を維持できる人」は体力があり、元気です。だからこそ「小太りの人」「ＢＭＩの数字が高めの人」が健康で生き延びるという結果になるのでしょう。

中年期以降、意図的に食べる量を少なくして体重を減らすというのは、体力を、いや、命を削っているといってもいいと思います。

第6章 まとめ

・10代のBMIは20前後がいい。妊娠出産を控える女性も同様にBMIが20前後の痩せが有利。

・中年期以降、体重を5㎏以上減らすのはリスクが大きい。20歳代から5㎏以上減るのは危険。

・20歳から10歳ごとにBMIが1・0程度、徐々に増えていくのが、各年齢で最も死亡リスクが低い。

・小太りとは、単なる体型ではなく、食べられることの結果。年齢を重ねても食べる気力、食への貪欲さを維持するのが何よりも重要。

第7章　本邦初公開　太る食事術

世の中には太った人を痩せさせる食事療法はたくさんあります。書店に行けば「○○すれば痩せられる」式の本がずらっと並んでいますし、当院でも糖質制限食を指導しているので、痩せさせる食事療法のノウハウはたくさん持っています。

しかし、肥満パラドックスで必要なのは痩せている人を〝太らせる〟食事療法です。いろいろ論文をあさりましたが、痩せた人を確実に太らせる食事療法というのは見あたりませんでした。

太るのなんて簡単。とにかく食べればいい。ごはんをおかわりしてお米をたっぷり、おかずは揚げ物、間食に甘いものを食べて、夜寝る前に夜食を食べればすぐ太れるよ、という声が聞こえてきそうですが、ことはそう簡単ではありません。太ることに抵抗がなく、食べることが大好き、という人はそういった手段で太ることができるかもしれません。

しかし、もともと小食の人、食べて太ることに抵抗がある人、お酒が好きで食事をあまりとらない人、病気など体調の関係で食べるのが苦痛な人、胃の摘出など手術の影響で食べられない人、体力的にじゅうぶんな量の食事をとることができない人、そういった人たちに、ただ食べろ食べろといっても難しいでしょう。

昨今の糖質制限ブームもあって、その逆、糖質（炭水化物）をしっかりとればインスリンが分泌されて脂肪が合成されるはずだと思われるかもしれませんが、それで確実に太るかというと、そう単純にはいきません。インスリンは数多くある体重の制御因子のひとつにすぎないからです。

そもそも人間の体はそれほど単純にできていません。人の体重増減のしくみはたいへん複雑です。それは体重が直接的に命にかかわるからです。わたしの手元にある生化学の標準的教科書である『ストライヤー生化学』（2012年版）には肥満には少なくとも「15種類のホルモン、酵素などが関わっている」と記載されています。[1]さらに、最近では腸内細菌が体重増減に大きく影響することもわかってきました。[2]

患者さんを「太らせる」治療を始めたきっかけ

患者さんを太らせるという前例のない栄養治療へとわたしや管理栄養士を突き動かすきっかけとなった患者さんの話から始めましょう。

わたしが肥満パラドックスを知ったのが2008年でした。その後、論文を読みあさり、これこそが新しい医学の常識だ、と確信はしたものの、実際に患者さんを太らせるという栄養治療を始めたのは2015年のことでした。

きっかけとなったのは4人の膵臓癌の患者さんの存在でした。

2015年頃、手術不能の膵臓癌で抗癌剤治療を受けながら癌と闘っている糖尿病の患者さんが4人通院していました。膵臓癌とわかった瞬間、わたしたち病院スタッフは患者さんにかける言葉を失いました。

膵臓癌は予後が悪いことで知られているからです。4人の患者さんはどうしたら1日でも長く生きることができるだろうか——。

わたしの頭には肥満パラドックスがありました。4人の体重が減り、日に日に気力も体力も落ちていく姿を想像し、とにかく体重を増やし、体力を取り戻さないとだめだ、それしか方法はないと決断したのです。

しかし、抗癌剤治療で食欲の減退した患者さんを太らせる栄養治療など前代未聞です。抗癌剤治療直後は吐き気で水もお茶も飲めず、1日の食事はプリンひとつで1日の摂取総カロリーが65Kcal、起き上がることもできない、そんな患者さんとどう対峙すればよいか、必死に試行錯誤を繰り返しました。

その結果、4人のうち3人の患者さんは余命1年のところ、1・5年～4・5年も生き延びることができました。

生き延びた3人の患者さん

Ｔさんは60代、男性、当院で膵臓癌が見つかりがんセンターに紹介しました。身長１７２cmで体重は64・５kg、ＢＭＩが21・８でした。献身的な女性が身の回りにいて食事の世話などもしてくれたおかげで抗癌剤治療中も体重は55～60kgを推移し、なんとか治療を継続することができました。

癌発症前は高飛車な態度をとることもあり、職員との軋轢もありましたが、治療を進める中で薄紙を剝ぐように表情に穏やかさが戻ってきました。４年半後、体重が53・７kgに落ち、ＢＭＩは18・２に。次第に固形物が摂取できなくなり抗癌剤も中止になり、亡くなりました。

Ｉさんは60代の女性。糖尿病発症と同時に膵臓癌が見つかりました。身長１５５cm、体重54kgでＢＭＩは22・５。ちゃきちゃきした性格で強い女性でした。

夫が妻の病気にショックを受け気力を失う一方、闘病を支えたのは県外に住む娘さんたち。母親似でパワフルな彼女たちは毎日電話で話し、毎週交代で手伝いに来てくれました。１日６回などの頻回食も取り入れて体重を維持することができました。抗癌剤副作用の脱毛が本人には一番辛い様子でしたが、それでもかわいい帽子を娘さんに選んでもらい、いつも前向きな患者でした。

１年後、体重46kg、ＢＭＩ19・１に。消耗が激しく抗癌剤が続けられず、その半年後に亡くなりました。１年半の闘病でした。いかにもこの人らしいのは、亡くなるわずか３カ月前に伊勢に牡蠣を食べに行き、胃腸炎をおこして現地で緊急入院したことです。最後までめそめそせず癌末期を受け入れ、やりたいことをやり遂げた患者さんでした。

後で栄養治療について詳しくご紹介するＣさんは60歳代の女性です。身長１４５cm、体重41・９kgでＢＭＩ19・９の痩せ型です。夫と息子は頼りになりませんでしたが、幸いにも経済的に豊かで娘さんとの関係が良好でした。この娘さんと当院の管理栄養士の２人が献身的に患者さんを支え、２年半癌と闘いました。

栄養治療に必要なこと

50代の男性Ｏさんは３人とは対照的でした。軽症糖尿病で通院中に膵臓癌が見つかりました。身長１６５cm、体重58kg、ＢＭＩ21・３。妻には３年前に卵巣癌で先立たれ、子供もおらず、実家との付き合いもなく、緊急連絡先は職場という天涯孤独の身です。体重を増やす治療では素直にアドバイスを受け入れてくれましたが、日常生活を送ることが不可能になってもヘルパーを拒否し、孤独をよしとする人でした。

精神的に支える人も経済的な余裕もなく、６カ月後に55kg、８カ月後に50kgと痩せていき、10カ月後に亡くなりました。

４人に栄養治療を続ける中で、ある程度の手ごたえを得ることができました。余命１年と言われた３人の患者さんたちが体重を増やす治療で１・５年〜４・５年も生き延びたのです。

10カ月で亡くなられた患者さんと３人の違いを考えたとき、栄養治療を効果的に続けるには本人の治療を受ける意思はもちろんですが、前向きに取り組めるか、周囲の協力はあるか、ある程度の経済力はあるか、といったことが必要だということもわかりました。

人生の終わりが見えた患者さんに寄り添い、食事の相談、体重の管理をすることで患者さんが元気になり、最後の日々を充実したものにできたのは町のかかりつけ医院冥利に尽きる経験でした。

膵臓癌以外でも治療を始める

また、同じ頃、当院のこうした試みを知った愛知県がんセンターの消化器外科医から胃癌術後の患者さんの体重低下を抑えられないかと相談を受けました。胃癌の場合、胃全摘で15kg、噴門側切除で10kg、幽門側切除で7kgほど体重が減ります。これを半分程度に抑えて欲しいというのがその医師の要望でした。それが、膵臓癌だけでなく胃癌術後や肺癌術後の患者さんにも栄養治療を試みるきっかけとなりました。

さらに2016年、栄養治療を癌以外にも行うようになりました。

重症の心不全と腎不全で生死の境をさまよっていた患者さんに教科書通りのたんぱく質制限、塩分制限、水制限を継続したところ、入退院を繰り返しながら1年間で体重は75kgから54kgまで21kgも低下してしまいました。頬はげっそりとこけ、生きる気力もなくしたような姿は痛々しいものでした。

このままではいけないと、食事の方針を大転換。その結果、1年生存率50%の病状を脱して、体重は67kgまで回復。7年が経過した現在も元気に過ごしています。この患者さんの治療についてものちほど詳しくご説明します。

こうした体験を通して、体重を増やすこと、すなわち食べること、食に貪欲であることが生存そのものを左右するというその現実が痛いほど腑に落ちました。肥満パラドックスの論文を読んで理解した知識が初めて自分の血肉となった気がしました。教科書を信じるよりも、自分の目の前にいる患者さんから学ぶべきだと思うようになったのです。

しかし、この太らせる試みは最初から上手くいったわけではありません。当院の管理栄養士の渡邉志帆さんと何度も議論を闘わせながら、改良を重ねてきました。

その結果、最近では〝脂質を簡単に食べられる方法〟を取り入れることでこれまでよりもスムーズに患者さんの体重を増やすことに成功しています。この食事療法についてはのちほど管理栄養士による解説をご紹介します。

体重を増やすべき4つのタイプ

ヨーロッパ臨床栄養学会は6カ月以内に5%以上、6カ月を超えて10%以上の体重減少を中程度の栄養障害、6カ月以内に10%、6カ月を超えて20%以上の体重減少があった場合を重症栄養障害と定義しています[3]。

165㎝、63・5kgのわたしが6カ月以内に3・3kg、6カ月を超えて6・5kg体重を減らしたら中程度の栄養障害、6カ月以内に6・5kg、6カ月を超えて13kg減ったなら重症栄養障害となります。

この定義に当てはまるような重症栄養障害の癌患者は術後にさまざまな合併症を発症することが明らかとなっています。そのため、中程度の栄養障害の段階から栄養治療を開始するのが肝要です。

当院で治療の対象とした患者さんは以下の4つに分類することができます。

（1）癌術後や抗癌剤治療を受けている患者さん

ほぼすべての癌患者さんが栄養治療の適応になります。特に胃癌、膵臓癌、胆管癌、食道癌など消化器系の癌、そして肺癌の患者さんは手術や抗癌剤の影響を受けて半年後には体重が10～20kg低下し、ほぼ全例で重症栄養障害となります。そのため、患者さんは術前から栄養治療を開始して、体重を増やして手術に臨むのが重要です。

（2）心不全・慢性呼吸器疾患の患者さん

こうした疾患の場合、胸水が溜まったり、呼吸困難に陥るなど、重篤な症状がでるまで患者さんに栄養治療について関心を持ってもらうのが難しいのが実情です。しかし、患者さんは入退院を繰り返し、その度に3～5kgほど体重が減っていきます。入院で自身の病状の深刻さを理解した患者さんをなんとか説得し、1回目の退院直後から栄養治療を始めます。しかし、循環器科、呼吸器科の内科医、外科医も肥満パラドックスを知らない、そもそも患者さんの食事に興味がないことが多く、それが最大の問題です。

（3）骨折の患者さん

高齢者ではＢＭＩが低下するほど骨折が多くなります。[4] 骨折するとその痛みで食欲が低下します。特に痩せた高齢者の椎体骨折は手術もできないことが多く、数カ月にわたる痛みによって生きる気力を失ってしまい、５～10kgは体重が減少します。食欲が低下したらすぐに栄養治療を始めます。

（４）元々痩せた患者さん

当院では男女ともＢＭＩ20以下の患者さんには肥満パラドックスについて説明することにしています。自分の体の衰えに危機感を覚え、もう少し太りたいと思っている患者さんは栄養治療に乗ってきますが、自身の痩せた体型を気に入っている患者さんはまったく話に乗ってきません。そうした患者さんに肥満パラドックスを理解していただくことはなかなか難しいというのが現状です。

なかには癌の手術後に10kgも体重が減ったので「メタボ」と呼ばれなくなったと喜んでいる患者さんもいます。喜びに水を差すようですが、わたしは「せっかく助かった命なのだから、癌の再発に備えよう」「助かったとしてもまだあなたは若いから、10年後には次の癌がやってくるかもしれない。それに備えよう」という説得を繰り返します。

女性で中年～高齢で痩せている方はご自身の美意識や他人からの目を優先することが多いように思います。医療現場で「〝体重は体力、食に貪欲〟が長生きには欠かせない」のを実感しているわたしたち医療スタッフとは大きな温度差があります。

患者が「あぁ、そうか。今までの考え方は違うのかもしれない」と心の底から納得するようになるのは管理栄養士や医師の力だけでは難しいのが実情です。看護師、技師、医療事務など病院スタッフ全員、そして患者さんのご家族が肥満パラドックスと体重を増やす栄養治療の意義を理解し、この前例がない治療に前向きに取り組むことが大切なのです。

栄養治療の基本方針

患者さんが栄養治療に興味を持ったり、同意した場合、当院では次のような方針で治療を進めていきます。

(1) 肥満パラドックスを納得してもらう

患者さんの疾患に応じて、たとえば肺癌なら図25（111ページ）、心不全なら図33（144ページ）のようにわかりやすいグラフを見せながら「体重を増やすことは命を守るということ」を徹底して説明して納得してもらいます。

（2）塩分制限を含めすべての食事制限をいったん止める

多くの患者さんは長い治療期間中に複数の医師や管理栄養士から〝○○制限、△△制限〟ばかりを指導されて貧弱な食事となっています。

心不全の患者さんの食事の塩分を3g減らすなら食卓から醤油と味噌を完全になくすことになります。当然食事量は減り、大幅に摂取エネルギーは減って心臓カヘキシー状態になり、食べる楽しみも消え失せます。

塩分制限を解除したら心不全が悪化するのではないかと心配する方もいるでしょう。しかし、実は、2023年に発表された心不全患者の塩分制限の効果を研究したメタ解析は「塩分制限は心不全の死亡や入院への予防効果なし」と結論づけています。(5)

（3）薬を活用する

たとえば塩分3g制限でも血圧はせいぜい5㎜Hgしか下がりません。(6) それなら少量の降圧薬で十分です。抗癌剤の副作用（下痢・嘔吐）やうつ状態にも投薬を行います。できるだけ自由な食欲を妨げないようにします。

この3つの方針のもと、とにかく患者さんの体重を増やすという点に注力します。体重を増やし、体力をつけ、病気と闘う態勢を整えるのです。

癌患者への精神的な支援にもなる

最後にお伝えしたいことがあります。患者さんを太らせる栄養治療にはもうひとつ大きな意味がある、ということです。

手術不能、抗癌剤も使えないと宣告された癌の患者さんは、「もうあなたは治療できない」といきなり病院から放り出されることになります。そうなったら自分はもうなにも手だてがないのか、死を待つだけなのか、と途方にくれ、孤立し、絶望するに違いありません。

そんなとき、月に1回か2回、当院へ来院して管理栄養士や看護師と体力をつける、つまり生きるための食事や生活について細かく戦略を練って、医療スタッフ全員から励まされる時間を持つことは患者さんと家族にとって一条の光明に違いありません。つまり、わたしたちが一緒に癌と闘うための応援団となるのです。

そうすることによって患者さんと家族の孤立を防ぎ、特に末期の患者さんにとって大きな救いになることでしょう。

癌リハビリという分野があります。癌の治療の過程において、気力、体力の維持、生活の質の向上を目的としたリハビリです。

太るための栄養治療は癌リハビリの一面をもっていると考えています。将来的には栄養治療に加え、理学・作業療法士も参加してもらって運動も取り入れ、患者さんがより気力、体力を失わずに過ごすことができるよう、お手伝いができればと思っています。

では、いよいよ栄養治療、太らせる治療というのは具体的にどういうものなのかご説明しましょう。

次のページからは当院の管理栄養士である渡邉志帆さんによる解説となります。２０１５年から彼女と二人三脚で栄養治療を進めてきましたが、患者さんとの日々のやりとりは彼女がほとんど担ってくれています。

管理栄養士による栄養治療解説

肥満パラドックスの視点から見ると、世の中に太るべき人は大勢いますが、当院は保険医療機関なので健康で自覚症状のない痩せた人は来院しません。栄養治療を行うのは、基本的に何らかの疾患にかかり、太る必要がある患者さんということになります。

痩せすぎた糖尿病の患者さん、もともと痩せていて高血圧や慢性の胃腸症状、慢性呼吸器疾患を抱えている患者さんなどは、ゆっくりと適性体重まで増やしていけば大丈夫です。

しかし、癌の患者さんは一刻も早く太るべきです。手術や抗癌剤の副作用と闘うための体力がすぐに必要になるからです。心不全の患者さんなども早急に体重を増やしたほうがいいと思います。

患者さんに「太りましょう」と言うと、「太るなんて痩せるより簡単、ただ食べればよいのでしょう」「癌と診断されてから太りますよ」と言われることがよくあります。しかし、健康な人と病気の人、特に癌手術後、化学療法後の患者さんは胃や腸の構造と機能が全く違います。胃・大腸・肝臓・胆のう・膵臓を切除した患者さんならなおさらです。

日本人の2人に1人が癌になる時代です。わたしだけは大丈夫と思わず、太る準備をすることが必要だと思います。

まずは面談と日記

栄養治療はまず、患者さんとの面談から始めます。患者さんに「BMIと死亡の関係」をあらためて説明し、患者さんの体重増加への意欲が高いかどうかも確認し、その後の栄養治療の方針を立てるときの参考にします。

特に胃の全摘術後は食べること自体が苦痛になることも多いので、思っている以上にしっかり食べないと体重が増えないことを理解してもらう必要があります。

栄養治療はできる限り、手術や抗癌剤の前から開始します。まず、3日間の食事日記を書いてもらいます。患者さんの食生活を知るためです。食事回数は1日何回なのか、何をどのくらい食べているのか、自炊か外食か、間食は食べるのか、などを知ることで患者さんにあった栄養治療を行うことができます。

面談にはできる限り同居家族で食事を作る人の同伴を依頼します。作る人にも肥満パラドックスを理解してもらい、協力をお願いするためです。

その後、1カ月に1～2回のペース、体調によっては毎週来院してもらい、栄養治療を継続します。

栄養治療の試行錯誤

2015年に栄養治療を始めた当初は、食事日記から患者さんが日々とっている糖質や脂質のグラム数、食事パターンを把握し、本人に「どうすると太りそうですか?」と聞きながら手探りで指導していました。

まず、食事の量を増やせそうな人には増やしてもらいます。1回の量が増やせない人には食事の回数を増やしてもらいました。次に、糖質を増やす、脂質を増やす、ふたつを同時に摂取するなどさまざまな試みを行いましたが、糖質を増やすことで体重が増える人もいれば、逆に減る人もいるなど、なかなかこれだ、という方法は見つかりませんでした。

そうした中でいくつか効果があると思われる食事法を探し、患者さんに実行してもらいました。

具体的には、

・食事に脂質をとりいれる

食パンにバターを多く塗る、パンをオリーブオイルにひたす、チーズトーストにする。ご飯を炊飯するときにサラダ油を加える（やってみると意外と油っぽさは感じません）。白米ではなく炒飯、炊き込みご飯を中心にする。うどん、そばよりもラーメン。和菓子よりも洋菓子。

・糖質と脂質の組み合わせを意識する
量が食べられる人は麵類と丼物など。無理なら麵類に天ぷらや天かす、油揚げなどの揚げ物、チャーシューなど脂身のある肉をトッピングする。

・外食のすすめ
家で作るよりも糖質、脂質を多くとりやすい。家ではなく、他者の目があると食べ物を残しにくい。外にでることで気晴らしにもなる。外食が難しければ中食（惣菜や弁当など）をとりいれる。

などです。試行錯誤する中で徐々に太らせる治療がかたちになってきました。

栄養治療でどのくらい太るのか

2016年、栄養治療を毎月行いながら患者さんの体重変化を半年〜1年追跡するトライアルを行いました。

糖質制限食によって痩せすぎた糖尿病の患者さん、もともと低体重の方、胃癌で胃を切除した患者さん、胃以外の癌患者さんなど対象疾患はいろいろです。半年が過ぎた時点で71人中、増加したのは約半分で平均2・9kg増でした。逆に減った人も10人ほどで平均3・2kg減っていました。

1年後、栄養治療を続けた50人のうち、痩せすぎた糖尿病の患者さん、低体重の方は8割の方が2〜3kg増やすことに成功しました。癌患者さんは平均では体重を増やすことができませんでしたが、減ることもなかったのはある程度評価できると思います。5kg近く増えた患者さんがいる一方、9kgほど減ってしまい、その後お亡くなりになった患者さんもいました。

全体では7割の患者さんが体重増加に成功し、減った方は1割ほどだったので、まずは上々の結果だったと思います。

しかし、問題もありました。

たとえば夏バテです。半年かけて体重を増やしてもあっという間に体重が元に戻ってしまいます。もともと食に執着のない人は暑くなるとさっぱりしたものに手がのびがちです。ですから、できるだけ春の間に体重の貯金ができるように努めてもらいました。

冬になれば安心かというと、冬は冷えによる下痢が問題でした。暖房器具を使ったり、下痢予防のための漢方薬なども併用しました。

また、調理ができない、しない患者さんは脂質を増やすことが難しく、間食の習慣がないと食べる量が減ってしまいます。金銭的に余裕がなく、脂質の追加（天ぷらトッピングなど）や外食が少ない患者さんなどにも難渋しました。

「油を飲む」「油をかけ回す」に行きつく

その後、試行錯誤しながら栄養治療を改良し、現在は「植物油を足す、飲む」ことを重視しています。

当初より、食事を作るときに脂質を追加することは行っていましたが、なかなかうまくいきませんでした。大さじ2の油を入れてもらいたくても、油は体に悪いというイメージからか調理する人が大さじ1に変更してしまったり、家族と別に調理することが負担になったり、脂質の追加を継続することの難しさを感じていました。

しかし、2022年に灰本医師から「油を飲む」という提案があったときにはさすがに驚きました。確かに油を飲むのは一番簡単ですが、大さじ1の油をそのまま飲むことができるだろうか？　食事の楽しみもないのに続くだろうか？　とわたし自身が半信半疑でした。

そこで、院内のスタッフで実験をしてみました。普通のコーヒーと大さじ1の油（12g、106Kcal）を入れたコーヒーをブラインドテスト（目隠しをしてどちらがどちらかわからないようにして飲む）してみたのです。

大さじ1の油を加えて表面に油の膜ができたコーヒーはお世辞にも美味しそうには見えません。しかし、実際に飲んでみるとどちらが油入りなのかわからないスタッフが多く、むしろ油入りのほうが美味しいという声もありました。

油はべたべたしている、そのまま飲んだらまずい、というのは思い込みだったのです。

そこで、「炒め物の油を増やす」「揚げ物を選ぶ」「和菓子より洋菓子」などの方法がうまくいかなかった患者さんに「油を飲んでみませんか？」と提案してみました。当然、患者さんは「油を飲む？　そのまま飲むの？」と怪訝な顔をされます。しかし、「飲むほうが早いですよ。お茶碗一杯のご飯をおかわりするより、大さじ2杯の油を薬と思って飲むほうが楽ではないですか？」と説明すると納得してくださる患者さんも多いです。

重要なのは、毎日必ず複数回、飲みものに油を入れてじゅうぶんな量の脂質をとることです。それでも飲むのに抵抗があるという方には、食卓にある醤油差しに油を入れ、味噌汁や漬物、納豆、サラダ、冷ややっこなどに「少しずつ回しかける」こともお勧めしています。だいたい2回しで小さじ1杯分（4g、35Kcal）になります。無味無臭で味も変わらないので、朝・昼・晩といろいろなおかずにかけてみてください。

毎日どうやって油を摂取するか、朝昼晩の献立ごとに考えるより、そのまま飲む、おかずにかけるほうが楽だと受け入れてくれる患者さんも少しずつ増えています。

一番いいのは何の油か？

ところで、飲む油はどれがいいのでしょうか。

灰本医師にお願いして、論文にあたってもらいました。

そもそも、脂質は体に悪いというイメージがありますが、灰本医師によるとすべての大規模長期観察研究は、「元々脂肪摂取量が少ない日本人を含むアジア人では脂質を多くとるほど死亡リスクは下がり、元々脂質摂取が多い欧米人がさらに増やしても死亡リスクに影響しない」と結論づけています。(7)(8) 油を飲むことに罪悪感を感じる必要はなく、むしろ積極的に飲んでください。

脂質の主成分は脂肪酸です。どの食品も飽和脂肪酸、単価不飽和脂肪酸、多価不飽和脂肪酸という3種類の脂肪酸をいろいろな割合で含んでいるのですが、中でも人間が体内で作れず、食べることで摂取する必要がある多価不飽和脂肪酸を必須脂肪酸（α-リノレン酸とリノール酸）といいます。[9] この必須脂肪酸を多くとればとるほど総死亡が減ることも100万人規模の研究で証明されています。[10][11]

せっかく脂質をとるならα-リノレン酸とリノール酸が多いものを選ぶといい、と灰本医師からアドバイスがありました。

いったいどの油がこのふたつの脂肪酸を多く含んでいるのでしょうか。

専門的な解説は抜きにして、結果からいうと驚いたことに圧倒的に大豆油が一番のお勧めでした。次にサラダ油とゴマ油。米油、マヨネーズと続きます。健康にいいと一般にいわれているオリーブオイルは必須脂肪酸をほとんど含まず高価なので、積極的に選ぶ理由はありません。

安価で癖のない大豆油が必須脂肪酸を多く含んで一番お勧めというのは、油を飲む栄養治療を行うのにハードルが下がる結果でほっとしました。

油を飲む、というのは一見、荒唐無稽なアイデアに思えますが、これを実行した患者さんはほぼ確実に体重が増えています。患者さんを説得するのはとても大変ですが、この方法自体は単純で負担が少なく、間違っていないと感じています。

太るためには大豆油を飲む、かけ回すのが簡単で効果的というのが現時点での結論です。

栄養治療の実例

さて、それでは患者さんたちがどのように体重を増やしたのか、いくつか実例をご紹介します。

最初は灰本医師の解説にもありましたが、栄養治療を始めるきっかけとなった膵臓癌の女性です。

症例1

太らせる栄養の道標を残してくれた女性

Cさん　60歳代　女性　身長145cm　体重41・9kg　BMI19・9

2015年、手術ができない進行膵臓癌の診断を受けた直後に糖尿病が悪化し、当院へ来院しました。すぐにインスリン治療を始め、糖尿病の治療は順調に進みました。

当時、癌の告知を受け、抗癌剤治療を始める直前の受診だったので、患者さんは雑多な情報で頭が混乱し、それを整理するのが大変でした。糖尿病と診断されて以来、食事は常に節制していたようです。

当院での基本方針を「糖尿病の治療は10年先の合併症予防を目指すが、いまはこの1年を生き延びるのが先決」と定め、食事制限を一切排除し好きなものを何でも食べるように勧めました。また、糖質と脂質を一緒に食べて体重の増加を目指し、食事環境の大転換を行いました。

真面目な方で栄養治療には協力的でしたが、糖尿病治療の食事制限をなかなか無視できず、1年後にやっと糖尿病を気にせず好きな物を食べることができるようになりました。それでも、ふとしたときに「饅頭は血糖値がすごく上がるのであまり食べないようにしている」と言うなど、いったん根付いた食習慣を変えるのは本当に時間がかかることを実感しました。

あるとき、「ごはんを作っても残してしまう」と言ったので娘さんと一緒に外食することを勧めました。すると、「家から出かけて食べるのは気分が変わってよい」「外食は残すと悪いという気持ちにさせるため、いつもよりたくさん食べられた」と報告がありました。外食は気分転換になる上に、メニューに高カロリーのものが多く、太るという目的にうまく合致していることをわたしも学びました。

抗癌剤治療は続き、投与した直後３日間は固形物をまったく食べることができず１日にプリン１個がやっと。嘔気によって水分もほとんどとれません。１日の摂取カロリーがわずか65 Kcal、ほとんど自宅で寝たきりだったので、体重が一気に３kg以上減ることもありました。

その中でも食べられるものを探すと、「昆布茶」「ゼリー」「あんみつ」「みかん」など治療の度に変わることがわかりました。そこで、抗癌剤直後は無理して食べないこと、動けなくなって買い物もできないので、あらかじめゼリーや菓子などを購入しておくことを決めました。そうした環境を整えておいたおかげで抗癌剤直後の体重減少を最小限にすることができました。

食事を大転換したこととインスリン治療の影響もあり、２年以上も体重を維持、増加することに成功しました。その結果、間断なく抗癌剤治療を受けることができたのです。手術不能の膵臓癌と２年半も戦うことができたのは本当にすばらしいと思います。

亡くなられる前、彼女に「もう少し頑張れ！　癌と闘おう」とは言えませんでした。もう十二分に闘ったからです。

この患者さんの栄養治療を通して、癌とどう闘うか、抗癌剤の副作用とどう闘うかを教えてもらいました。それは今でもわたしの宝ものです。

食事制限を止める

次のおふたりは、心不全、糖尿病という食事制限のある病気と闘いながらの栄養治療です。食事制限と制限を外す治療のどちらを優先するべきなのかを考えることでわたしたちの栄養治療は一歩先に進んだような気がします。

Dさんは灰本医師の解説で少しご紹介した、塩分制限を止めた患者さんです。

症例2

塩分制限を止めることで心臓カヘキシーから脱却

Dさん　70歳代　男性　身長162㎝　体重75kg　BMI28・5

A型胸部大動脈解離と心筋梗塞・腎不全を併発して心停止に。心マッサージを受けながら救急搬送され、その後の手術とリハビリにより一命を取り留めました。退院後も心不全を繰り返し、2016年に栄養治療を始めました。入院した病院ですでにたんぱく質とカリウム制限を始めており、体重は57・7kg（BMI22）と減っていました。繰り返す心不全をどうにかしようと、たんぱく質、カリウムの制限を解除し、1日約13ｇだった食塩摂取量を１日６ｇ、水分８００ml目標に変更しました。塩分６ｇといってもなかなか想像がつきませんが、それは世界でも健康食とされている日本の食生活から味噌、醬油、佃煮、漬物、干物をすべて排除しなければ達成できません。汁物も汁は飲めず、具だけを食べます。麵類を１杯食べれば１日の塩分量を超えます。とんでもない食餌療法で、継続は困難です。食事の美味しさ、楽しさがなくなり、塩分計算が手間なので毎日同じ献立になります。

毎日、味気ないメニューの繰り返しになったことで、徐々に生きる意欲が低下していきました。塩分制限を始めて５カ月後には体重は54・６kg（ＢＭＩ20・８）まで減り、逆に心不全は悪化してしまいました。

このままでは亡くなってしまうと感じ、そこから治療方針を大転換しました。塩分制限をやめて脂質と糖質を多くとることにしたのです。患者さんの好物は芋の天ぷらだったので奥様に毎日天ぷらを揚げてもらうことにしました。塩分制限をやめて４カ月で体重60・０kg（ＢＭＩ22・９）になり、現在では67kgまで回復しました。体重が増えるにしたがって心不全が起こることはなくなりました。今では患者さんは当時を振り返り、「管理栄養士と芋の天ぷらに命を救われた」と笑っています。

当院の患者さんの食事日記を解析したところ塩分を５ｇ制限するとエネルギーは７５０Kcal（白米３杯、食パン６枚、ケーキだと２・５個分）も減少し、体重も激減してしまいます。糖質を食べるには必ず塩分が必要です。

心不全の治療と思って行った塩分制限は、患者さんの生活の質を下げ、心臓カヘキシーを悪化させただけでした。

症例3

肺癌術後、糖質を増やしてHbA1cが悪化、脂質を増やして体重増加

Eさん　70歳代　女性　身長147cm　体重44・2kg　BMI20・5

14年前から当院で2型糖尿病を治療していました。2022年に肺腺癌ステージ1Aがわかり、手術を受けました。抗癌剤治療はありません。

BMIが20・5と痩せ型だったので、手術の1・5カ月前から体重を増やすための栄養治療を始めました。糖質を増やすと糖尿病が悪化するので、脂質だけを徹底して増やす方針としました。毎朝の卵焼きにはサラダ油大さじ1を追加、トーストにはチーズ、バター、マヨネーズ、ハムをのせる、コーヒーにもサラダ油を追加して、1日で34～38gほど脂質摂取を増やしました。手術直後に体重は41kgまで減りましたが、8カ月後には47kgまで増やすことに成功しました。しかし、徐々に脂質摂取量が減り、9カ月目には体重が45kgに。これではいけないと再び脂質を増やして今は体重47kgを維持しています。

この患者さんのように癌術後5年間は糖尿病の治療よりも体重維持、増加を優先する治療方針をとっています。

「油を飲む」で体重が増えた！

最後は、「油を飲む」栄養治療とはどういうものなのか、効果はいかほどかご覧いただきたいと思います。3人のうちふたりは従来の方法では体重が増えず、油を飲むことで劇的に体重が増加しました。

症例4

従来の方法では体重が全く増えなかったが、青汁に油を入れて15kg太る

Fさん　70歳代　男性　身長170cm　体重50・0kg　BMI17・3

肺癌の手術の直後から栄養治療を始め、飲酒制限の解除、外食・中食を勧めるなどいろいろ試しましたが効果がでませんでした。

治療開始から4カ月後、体重が47・2kg（BMI16・3）まで低下したので、奥様に毎日3回、自家製青汁に大さじ1～2のサラダ油を加えて飲ませることを依頼しました。サラダ油を加えたことは患者さんには内緒でした。

その直後から体重は増え始め、栄養治療を始めて19カ月後の体重は63・0kg（BMI21・8）に達し、現在もその体重を維持しています。

症例5

胃を全摘後、5年間体重が増えなかったが油を飲んで7カ月で5kg増加

Gさん　60歳代　男性　身長163cm　体重49・5kg　BMI18・7

ステージ3の胃癌で胃を全摘して化学療法中。手術前の体重は63・0kg（BMI23・7）。がんセンターからの紹介で来院。最初の面談に奥様も同席してもらい、頻回食や間食、糖質量・脂質量の増加などいろいろ試しましたが、下痢や嘔吐、ダンピング症候群、夏バテもあり1年を通して体重は49～52kgを推移し、52kgを超えることができませんでした。胃全摘というのはこんなにも体重を増やすことが難しいのかと痛感させられました。

そこで、朝食のコーヒーの前に大さじ1杯の油をほぼ毎日飲むようお願いしました。最初は風味が好きだからとオリーブオイルを飲んでいましたが、油を飲むのに慣

れた後、必須脂肪酸について説明をして、飲む油を大豆油に変更しました。現在もそれを継続しています。

大豆油を飲み始めて6カ月後の体重は54・7kg（BMI20・6）となり、半年ぶりに診察したがんセンターの外科医の先生もたいそう驚いて、わたしたちが患者さんに渡した各種油の脂肪酸含有量の一覧表を写メしたそうです。

最後も「油を飲む」患者さんですが、油にひと工夫することで、より食生活を豊かにした方です。「薬と思って飲んで」というのもいいですが、こうした工夫をすることで栄養治療はより多くの人に届くものになるかもしれないと思っています。

症例6

自作の牡蠣油と醤油をご飯にかけて体重増

Hさん　70歳代　男性　身長159㎝　体重51・2kg　BMI20・3

高血圧で通院していたのですが、徐々に体重が減り10カ月で4kg、その後2カ月でさらに2kgも減っていました。元々の体重55kgに戻すことを目標とし、栄養治療を開始しました。

患者さんは調理師だったので、「なんでもよいので毎日食べたいと思えるものはありますか？　できるなら糖質と脂質を同時にとれるといいです」と伝えると、どうすれば油をおいしく食べられるかを考えてくれました。

そこで彼は牡蠣油を自作しました。サラダ油と生牡蠣を1時間かけてコトコト煮詰めた風味と旨味の強い油です。「これを白米にかけて醤油をひとまわしして食べる」とのことでした。わたしたちも試食してみると、目を見張るほど美味で驚きました。

そこから1年かかりましたが、体重は元の55kgに戻りました。油をとろうと言いながら、わたしは油に何か工夫して食べやすくする、美味しくすることを考えていませんでした。油に風味をつけることで旨味を感じながら脂質の多い食事がとりやすくなるかもしれません。この患者さんは栄養治療の可能性を広げてくれました。

どんな人が油を飲んで太れたのか

「油を飲む」ことで体重を増やせるかどうかは、この一風変わった栄養治療を患者さんが素直に受け入れてくれるかどうかが成功の鍵となります。

「油を飲む」ことを50名の患者さんに説明したところ

（1）そもそもやらない　25人
（2）「油の風味が合わなかった」など理由をつけてやめてしまった　9人
（3）数日やったが「毎日やるのは面倒くさい」とやめてしまった　4人
（4）毎日実施　12人

となりました。

（1）（2）（3）の患者さんは「荒唐無稽な治療法への懐疑心」「油をたくさんとることへの抵抗感」「太ることへの抵抗感」などさまざまな気持ちが邪魔をしているようです。

（4）の患者さんたちは一様に致死的な病気を抱えており、太ることへの切迫感がありました。その結果、ほぼ全例で数カ月以内に1～5kgの体重増加に成功しています。「飲むのは楽でよい」「油をかけても全然味は変わらないね、驚いたよ」「あなたが一生懸命説明してくれたからやってみようと思った」「最初は半信半疑だったけどやってみたら想像以上に簡単だった」など患者さんから言葉をかけてもらえるととてもうれしくなります。

ただ、油を継続してとることが難しいことも痛感しています。体重が数kg増えて安定してきたため栄養治療を卒業すると1～3カ月後に再び体重が減り、治療を再開する患者さんは少なくありません。

月に1回の応援団かもしれませんが、それでも患者さんが太れるように、脂質の重要性をとにかく説き続けることがわたしの役目なのだろうと思っています。

それでも太れない患者さん

太れない、成功しない患者さんの特徴をもう少し詳しくご説明します。
そうした患者さんが太れない理由はだいたい3つに分けられます。

(1) 油そのものへの拒否感
「油を飲むなんてとんでもない」「油をとると血液がドロドロになるでしょう」「油をとるとコレステロールが上がるのでは?」などと言い、油を体に入れることに抵抗がある患者さんです。

(2) 価値観の相違、常識への執着
「太るとズボンを買いなおさないといけないからいやだ」「メタボ健診で引っかかるから」「BMIは22がいいと聞いた」「油より体にはたんぱく質がたくさん必要だよ」など自身の価値観、信念を守ることを優先する患者さんです。

（３）痩せへの憧れ

「わたしは痩せていないです」「太れない体質だから」「十分食べています」「隣近所の人はとってもふくよかだけど、あれでは病気になってしまうわよ」。このタイプは７割が中・高齢女性の患者さんです。

以前、大腸癌ステージ４で手術の後、抗癌剤治療予定の患者さんの栄養治療を担当しました。この女性はＢＭＩが17・８ですから相当な痩せ型でした。

手術を控え、体重を増やすことが大切な時期だったので「テレビを見ながらお菓子を食べるなど間食の習慣を取り入れることは体重増加にとても効果的です」と説明したのですが、「ふっ、それってデブがやることでしょ？」と鼻で笑われたことがあります。

手術や抗癌剤治療、心不全での入院の後など、体力のなくなった体で病気と闘う患者さんを多く見ているわたしたちと、まだ自分は大丈夫だと思い、危機感のない患者さんとの温度差は仕方ないと思います。

しかし体重は健康の貯金であり、命そのものです。病気と長く闘うためには最も重要なものなのです。ただ、そのことを「健康とは美しさ、筋肉量」だと感じている患者さんは受け入れてくれません。

脅しでもなんでもなく、そのような患者さんほど命を奪うような病気にとても弱いことをわたしはこれまでの経験から実感しています。

〝太らせる〟栄養治療の今後

多くの患者さんの栄養治療を担当して感じるのは、こうすれば必ず太る、というやり方はない、ということです。今は「油を飲む」が簡単で効果的だと思っていますが、決してこれが終着点ではありません。誰でも抵抗なくできてもっと優れた方法があるかもしれません。

人間の体はひとりひとり異なります。太りやすい体質の人も、太りにくい体質の人もいますし、同じものを食べても太る人、太らない人がいます。また、患者さんの病状、体調によっても太り方は変わってきます。

それでもどんな患者さんにも共通する、太るために欠かせないものがあります。それは患者さんに太る理由である肥満パラドックスを理解してもらい、太ることに積極的に取り組んでもらうことです。つまりなぜ太らないといけないのか、という動機づけが一番重要です。

やみくもに「太ってください」と言っても患者さんは理解できません。痩せているほうが健康だとさんざん聞かされてきたのに急に痩せてはだめ、太ってくださいと言われても混乱するだけです。

痩せていると死亡リスクが高いこと、それにくらべて小太りは死亡リスクが低いこと、生きのびるためには体重が武器になること、そうした肥満パラドックスをしっかり理解してもらうことが第一歩です。

魔法のように痩せる方法がないように、魔法のように太る方法もありません。胃癌術後の患者さん、膵臓癌、肺癌のような予後がよくない癌の患者さんは、緊急的に太る必要があるにもかかわらず、それが非常に難しいのです。

病気になる前に、手術をする前に、体重を増やしておきましょう。食べられるうちに食べましょう。

そうして蓄えた脂肪が結果的にあなたの命を救うかもしれないのです。

第7章 まとめ

・栄養治療では、まず、患者に肥満パラドックスを納得してもらう。太る必要のある患者はいわば戦争状態にあり平時ではない。これまでの食事の知識や食事指導をいったん白紙に戻してもらう。

・すべての癌患者は栄養治療の対象。その他では心不全、慢性呼吸器疾患、骨折なども。患者だけでなく家族にも肥満パラドックスを理解してもらい、協力をあおぐ。

・医師、看護師は栄養治療を受ける患者を精神的にも支える。

・糖質は胃袋に重く、油ぎった料理を大量に食べるのは無理。油を飲む、料理にかけ回すのがもっとも効率的。おすすめは必須脂肪酸を多く含み、安価な大豆油。

・成功の秘訣は素直に油を飲んでもらえるかどうか。

第8章　肥満パラドックスが常識になる日

わたしが医師になってもう45年も経ちました。当たり前ですが、この45年、絶えず医学は進歩しています。これまで常識だと思っていたことが覆るということは毎年のようにあります。

新しい研究が出るたびにこれまで行ってきた治療が真っ赤な嘘であったことがわかり、すぐにその薬を止めることも年に1～2回はあるのではないでしょうか。ただ、そうしたことで周辺の医師や患者との摩擦は多少あるにせよ、医学の進歩が社会全体を巻き込んだ大事件に発展することはありません。

しかし、ノーベル賞級ともいえる研究成果によってそれまでの常識が大きく覆り、当院はもちろん医療界や社会全体が大きな影響を受けることも10年に1回くらいはあるのです。

わたしが開業して32年が経ちますが、これまで4度そのような大事件を経験しました。

ヘリコバクター・ピロリ菌（以下、ピロリ菌）の除菌、B型・C型肝炎の治療、糖質制限食、そして肥満パラドックスの4つです。

糖質制限食の医学史は込み入った事情が絡みあってきわめて複雑な様相を呈しているので紙幅の関係もあり、割愛します。

そこで常識が覆るとはどのようなことなのか、社会はどう変わるのか、ピロリ菌の発見とその後の発展について見てみましょう。なぜならそこから肥満パラドックスの未来が見えてくるからです。

ピロリ菌という大発見

ピロリ菌が胃炎や胃潰瘍の原因であることは1983年に2人のオーストラリア人医師、ロビン・ウォレンとバリー・マーシャルによって発見されました。強い酸性である胃酸のなかに細菌が棲んでいるなどということは、当時の消化器内科医や細菌学の専門家からみると荒唐無稽な話でした。

後にノーベル賞を受賞した時の写真には、満面の笑みを浮かべたウォレンとマーシャルが肩を組みあって写っており、その表情からは苦難を乗り越えてきた同志の趣が感じられます。

胃潰瘍の原因がピロリ菌であることを証明するために2人は、世界で初めて培養に成功した菌を自らが飲んで急性胃炎を発症させ、それを論文にしました。自分たちで飲んだこと、論文の著者はたった２人だったことから、この２人に協力してくれる研究者や患者もいなかったのでしょう。

１９８３年に彼らの論文は医学誌「The Lancet」に掲載され、胃酸の中に細菌が棲みついており、それが急性胃炎や胃潰瘍を引き起こすということの論文にわたしも含め、周囲の医師、特に消化器内科医は仰天しました[1]。

その後、世界中で研究が進み、胃癌の原因もピロリ菌の感染にあることをつきとめました。そしてピロリ菌を除菌することによって胃癌発症を予防できるという歴史上初めての癌予防薬による治療が確立しました。

ピロリ菌の発見について重要なのは、ウォレンは病理医、マーシャルは研修医だったということです。彼らは消化器内科医でもなく感染症や細菌学の専門家でもなく、この分野ではまったくの素人でした。２人の医師は、専門外の分野であったがゆえに大発見を成し遂げたのです。

日本はピロリ菌を受け入れなかった

当時、胃潰瘍や胃癌は先進国では日本がもっとも患者数が多かったので、日本の多くの消化器内科医が研究していましたが、細菌感染という発想は誰にもありませんでした。ところが、突然、消化器とは無縁のウォレンとマーシャルが「胃潰瘍は細菌感染だ」と〝非常識〟なことを主張し始めたのです。まるで江戸末期に黒船がやってきたようなものです。

「あれは嘘だ」とある大学の消化器内科の教授が発言していたのを今も覚えています。日本の消化器病学会はピロリ菌に関しては常に後ろ向きな態度をとり続け、胃潰瘍や胃癌の予防において、世界から大幅に後れを取ることになりました。

ピロリ菌の発見から17年後の2000年。ようやく胃潰瘍・十二指腸潰瘍・胃癌の患者がピロリ菌除菌の保険適応となりましたが、適応患者数はせいぜい数百万人でした。

当時の日本人の中年~高齢者の80~90%はピロリ菌感染による慢性胃炎で、そのなかから胃癌が発症していました。ピロリ菌を除菌すると慢性胃炎にならず、胃癌も潰瘍も発症しなくなることは2000年前後に明らかとなっていました。(2) しかし、慢性胃炎がピロリ菌除菌の保険適応となったのは2013年です。ピロリ菌の発見から30年がたっていました。2000年に慢性胃炎も保険収載となっていれば、どれだけの患者さんが胃癌を発症せず死なずにすんだかと思うと残念で仕方ありません。

医学史をたどってみると、大きく常識を覆し社会を大きく変化させる、ノーベル賞レベルと言ってよい研究はその分野の中枢からは生まれないことがよくわかります。

そして、常識を覆す過程では常識の中枢にいる人たちからの猛烈な抵抗や迫害を受けることを覚悟しなければなりません。

胃癌は歴史から消える

２０２１年の論文では、胃癌の年齢調整死亡率は50年前と比べて、男性で１／３、女性で１／10まで激減しています[3]。

２０００年当時、わたしは年間およそ15人の胃癌を見つけては愛知県がんセンター外科に患者さんを紹介していました。現在では胃癌を発見するのは年に１例くらいです。この20年間に５０００人以上の患者のピロリ菌を除菌しており、当院の周囲でピロリ菌に感染している人はかなり少なくなったからです。わたしが勤務していた１９８６年頃、愛知県がんセンターでは３５０人以上の胃癌手術を行っていましたが、２０２０年は年間70人の手術だったそうです。

現在の若い人たちにピロリ菌はほとんど感染していません。日本の生活環境がきれいになったからです。バリウム検査どころか、胃カメラも必要なくなる日が近づいています。

有史以来、日本人にとって宿痾のような存在だった胃癌がもう10年もすれば歴史から消えるでしょう。

2003年頃、当院のピロリ菌の除菌数は日本の開業医で最も多かったので、除菌に関する講演を依頼されたことがあります。講演で使用したスライドの最後は「消化器専門医の長期没落」というものでした。当時B型・C型肝炎のウイルスはすでに発見されていたので、いずれ確立されるに違いないウイルス性肝炎撲滅による肝硬変、肝癌の予防、そしてピロリ菌の除菌による胃癌の予防、このふたつによって、消化器内科・外科医が没落するという〝予言〟でした。

その後、ピロリ菌の発見、C型肝炎ウイルスの発見は大きく評価され、ノーベル医学生理学賞に輝きました。わたしの予想も的中して胃癌、慢性ウイルス性肝炎・肝硬変・肝癌は患者数を大きく減らしました。患者や社会が大きな恩恵を受けた一方、医療界では胃と肝臓を専門とする内科医と外科医は場合によっては失業するなど、専門分野の転換を余儀なくされています。

メタボとダイエットは日本から消える？

今、世の中にはおびただしい数の痩せるためのさまざまなサプリメント、食品、出版物があります。行政の誤った非科学的な指導が、業界と結びついて巨大な「痩せるためのマーケット」を作ったからです。街中のいたるところに痩せるための書籍、方法、サプリメントがはびこっています。

痩せのすべてが悪いわけではありません。毎日科学的に認められた健康的な食事をとり、相当な時間を運動に費やし、喫煙をせず、適度な飲酒をする、そうした生活をこれまでずっと送ってきて、これからも送れる人はBMIを気にしなくていいでしょう。ただ、こうした生活を送っているのは10人に1人が現実です。

朝はパンとコーヒー、昼は会社の近くで定食、夜は居酒屋。居酒屋ではつい飲みすぎて、酔うと煙草を吸うことも。運動といえば通勤で歩くくらいで、思い出したように家の周囲を走る。そういった生活を送りながら、自分は中年太りとは無縁で年齢の割にすっきりしているな、などと満足している人が危ないのです。

若い頃に買った洋服がまだ着られるのが自慢で、周囲から「いつもスリムだね」と言われて満更でもない。年齢を重ねてもちょっと太ったなと思ったらすぐに食事を減らしてダイエットを繰り返している、そんな人が危険なのです。

肥満パラドックスでは日本人男性でBMI23以下、女性でBMI21以下の人たちの死亡リスクが上がることを明らかにしました。日本人の男女の少なくとも4～5人に1人は太るべきなのです。しかし、そのような栄養療法は開発されていませんし、書店に行っても「○○を食べれば太る！」とか「楽して太る」といった書籍を見たことはありません。人口のおよそ4分の1が太ることを必要としているのですから、そこには大きなマーケットが潜在しているに違いありません。そのことにまだ社会は気づいていません。

医療現場では、一部の医師たちはすでに小太りや肥満が生存に有利という真実に気づいています。患者に体重を減らすなと指導している医師もいます。癌、呼吸器、心不全、在宅医療の専門医などです。これら死の近くで働いている医師たちは体重が減ったら生き延びられないことを肌で感じているからです。

肥満パラドックスはあらゆる慢性疾患で成立しているので、癌や呼吸器だけでなく、ほかの臓器や疾患を専門とする内科医や外科医も肥満パラドックスを科学的な真実として受け入れてくれる日がいつかきっとくるとわたしは信じています。

そしてそのとき、メタボ健診や不必要なダイエットは日本からなくなるでしょう。

肥満パラドックスが健康の新常識になる日

メタボを推進する厚生労働省がなんと言おうと、肥満パラドックスを認めようとしない医師や研究者がいるにせよ、人の生死に関わる医療や健康においては、最終的に科学的真実だけが残っていくことを医学史が証明しています。

ピロリ菌の場合も長い長い歳月はかかりましたが、保険でだれもが検査、除菌ができるという、わたしが理想と考えていた場所に最終的に着地しました。そして、この50年間に胃癌の年齢調整死亡率は男性は１／３、女性は１／10に減りました。

肥満パラドックスについても、厚生労働省はいずれ受け入れざるをえないでしょう。日本人研究者による強力な科学的証拠もしっかりとあるのですから。

常識が大きく覆えるときは、常識に縛られた多くの医師、学会、製薬会社、企業、行政は必ず反発します。

同じことが「メタボ」という常識を覆す、「肥満パラドックス」でも起こるでしょう。

肥満パラドックスが常識になるには、医療関係者や一般住民へ粘り強い説得や啓蒙活動を覚悟しなければならないと思います。まずは、患者さんの生死に直接関わっている内科医、外科医に肥満パラドックスの正確な科学的情報を知ってもらうのが重要です。

本書を読んだ病院勤務医や開業医から、患者に「今までの常識が変わった、痩せないほうがよい、体重を減らすな、増やせ」と説明してもらえば、肥満パラドックスの社会的な啓蒙にとって大きな推進力となるでしょう。本書を書くに当たっては、４００編以上の英論文を読んで科学的なデータを積み上げました。多くの医師にきっとわたしの本意をわかっていただけると思います。

第7章で扱った太らせる食事指導については、疾患別に臨床研究をさらに続け、その指導法を確立していく必要もあります。

日本人、特に65歳以上の男性のおよそ1／2弱、女性の1／4が太るべき対象になるのですから、そこには巨大なマーケットがあります。疾患別の食事指導法を元にして、太るための食事療法やその具体的メニューを掲載した書籍なども需要があるはずです。そして、食品会社と協力して太るためのメニューや食品を開発するというのも将来的にはありえるのではないでしょうか。

肥満パラドックスがメタボという「常識」を覆す道のりが、今まさに始まったところなのです。

本書のポイントを10項目にまとめると……

本書の冒頭で、わたしは自らが診察してきた患者さんたちを通して、特に年齢を重ねてからの健康とは以下の3点に集約されるのではないかと思い至った、と書きました。

・80歳までに日本人の死因1位でその3割弱を占める癌、それに肺炎や脳梗塞、心筋梗塞も発症しない。

・不運にしてこれらの病気になったとしても少なくとも80歳近くまで生き延びる、あるいは自分の両親の寿命を1歳でも超える。
・認知症にならず家族に迷惑をかけない。

この3点です。

病気にならないのがもちろんベスト、しかし、なったとしても生き延びる、そして生き延びる中で認知症にならないようにしたい、ということです。

本書を読まれたみなさんはもうおわかりでしょう。こうした人生を送るためのもっとも合理的な戦略こそが「肥満パラドックス」なのです。


最後に本書のポイントを10項目にまとめてみました。

(1) 肥満や痩せの目安はBMI＝体重（kg）÷身長（m）÷身長（m）で計算する。

(2) 日本人の中高年ではBMI21以下の痩せは25％（20以下は15％）もいるが、BM

I30以上の肥満はわずか数%しかいない。欧米ではBMI30以上の肥満は人口の25〜35%もいる。

(3)日本人でもっとも長生きは、男性はBMI23・0〜29・9、女性は21・0〜26・9の小太り体型。それ以下のBMIでは急激に死亡リスクが上がる。日本肥満学会の肥満定義BMI25以上は間違っている。

(4)痩せた人は太れ、小太りは痩せるな。男性のBMI30以上、女性のBMI27以上は痩せよ。

(5)メタボリックシンドロームは心筋梗塞と糖尿病の発症予防だけを目的として、日本人の死因1位の癌、3位の肺炎を含む呼吸器疾患を無視しているので健康の本質を捉らえていない。一方、肥満パラドックスはすべての疾患による死亡リスクを下げることを目的としている。

(6)命が危なくなるあらゆる病気(癌、心血管障害、脳血管障害、慢性呼吸器疾患、肺炎など)では小太りにくらべて痩せは生き延びることが難しい。

(7)中年から高齢にかけて5kg以上痩せると死亡リスクが上がるので、中年以降は痩せ気味の人も小太りの人も決して痩せないこと。

(8)各年齢でもっとも死亡リスクが低いBMIは、20歳で20、10歳ごとに1上昇し、70歳代で25〜26が理想的。

(9)食事、運動、ほどほどの飲酒、禁煙など、健康な生活を送り、「正しい痩せ」でいることは想像以上に難しい。歳をとったら小太りを目指すほうが楽。

(10)体重が増える、維持できるのは「ちゃんと食べられる」「食べる体力も気力もある」証拠。痩せるのは「食べられない」ということ。肥満パラドックスは「食べられる人は生き延び、食べられない人は生き延びることが難しい」と言い換えられる。

究極の3カ条

最後に、わたしなりに整理した日本人にとっての肥満パラドックス「究極の3カ条」です。

○ＢＭＩ23未満の男性、ＢＭＩ21未満の女性は太りましょう。痩せは長生きの敵です。
○小太りはまったく問題ありませんが、過ぎた肥満にはリスクがあります。男性はＢＭＩ30、女性はＢＭＩ27を超えないように気を付けましょう。
○とにかく、60歳を超えてもきちんと食べられることが何よりも大切です。

これだけです。これだけを守ればいいのです。難しいことは何もありません。健康診断でお腹まわりを気にする必要はありません。体重計に乗って一喜一憂しなくてもいいのです。無理してごはんを減らさないでください。

小太りでいいのです。無理してダイエットを行う必要はないのです。

肥満パラドックス。これこそが医学、科学が導いた新しい健康のルールなのですから。

参考文献

第1章

（1）灰本クリニックホームページ https://www.haimoto-clinic.com/.

（2）厚生労働省、２０１８年人口動態統計月報年計(概数）の概況 https://www.mhlw.go.jp/toukei/saikin/hw/jinkou/geppo/nengai18/dl/gaikyou30.pdf

（3）Eknoyan G. Adolphe Quetelet (1796-1874) -the average man and indices of obesity. Nephrol Dial Transplant. Jan 2008;23(1):47-51. doi:10.1093/ndt/gfm517

（4）Sasazuki S, Inoue M, Tsuji I, et al. Body mass index and mortality from all causes and major causes in Japanese: results of a pooled analysis of 7 large-scale cohort studies. J Epidemiol. 2011;21(6):417-30. doi:10.2188/jea.je20100180

（5）Aune D, Sen A, Prasad M, et al. BMI and all cause mortality: systematic review and non-linear dose-response meta-analysis of 230 cohort studies with 3.74 million deaths among 30.3 million participants. BMJ. May 4 2016;353:i2156. doi:10.1136/bmj.i2156

（6）Gordis L. 疫学　医学的研究と実践のサイエンス、メディカルサイエンスインターナショナル；2010.

（7）Nordström P, Pedersen NL, Gustafson Y, Michaëlsson K, Nordström A. Risks of Myocardial Infarction, Death, and Diabetes in Identical Twin Pairs With Different Body Mass Indexes. JAMA Intern Med. Oct 1 2016;176(10):1522-1529. doi:10.1001/jamainternmed.2016.4104

（8）Padwal R, Leslie WD, Lix LM, Majumdar SR. Relationship Among Body Fat Percentage, Body Mass Index, and All-Cause Mortality: A Cohort Study. Ann Intern Med. Apr 19 2016;164(8):532-41. doi:10.7326/M15-1181

（9）Dong B, Peng Y, Wang Z, et al. Joint association between body fat and its distribution with all-cause mortality: A data linkage cohort study based on NHANES (1988-2011). PLoS One. Feb 2018;13(2):e0193368. doi:10.1371/journal.pone.0193368

（10）日本肥満学会『肥満症診療ガイドライン』ライフサイエンス社；2016.

（11）Matsuzawa Y, Tokunaga K, Kotani K, Keno Y, Kobayashi T, Tarui S. Simple estimation of ideal body weight from body mass index with the lowest morbidity. Diabetes Res Clin Pract. 1990;10 Supplement 1:S159-64.

（12）WHO. Obesity and overweight　https://www.who.int/news-room/fact-sheets/detail/obesity-and-overweight.

(13) Cohen SS, Signorello LB, Cope EL, et al. Obesity and all-cause mortality among black adults and white adults. Am J Epidemiol. Sep 1 2012;176(5):431-42. doi: 10.1093/aje/kws032

(14) NCD Risk Factor Collaboration. Trends in adult body-mass index in 200 countries from 1975 to 2014: a pooled analysis of 1698 population-based measurement studies with 19.2 million participants. Lancet. Apr 2 2016;387(10026):1377-1396. doi:10.1016/S0140-6736(16)30054-X

(15) Centers for Disease Control and Prevention Number of deaths for leading causes of death, https://www.cdc.gov/nchs/data/nvsr/nvsr68/nvsr68_06-508.pdf

第2章

(1) Ferrannini E. Metabolic syndrome: a solution in search of a problem. J Clin Endocrinol Metab. Feb 2007;92(2):396-8. doi:10.1210/jc.2006-0944

(2) メタボリックシンドローム診断基準検討委員会：メタボリックシンドロームの定義と診断基準：日本内科学会雑誌：2005;94:794-809.

(3) Shibata Y, Ojima T, Nakamura M, et al. Associations of Overweight, Obesity, and Underweight With High Serum Total Cholesterol Level Over 30 Years Among the

Japanese Elderly: NIPPON DATA 80, 90, and 2010. J Epidemiol. Apr 5 2019;29(4):133-138. doi:10.2188/jea.JE20170229

(4) Stone NJ, Robinson JG, Lichtenstein AH, et al. 2013 ACC/AHA guideline on the treatment of blood cholesterol to reduce atherosclerotic cardiovascular risk in adults: a report of the American College of Cardiology/American Heart Association Task Force on Practice Guidelines. Circulation. Jun 24 2014;129(25 Suppl 2):S1-45. doi:10.1161/01.cir.0000437738.63853.7a

(5) Yang YS, Kim HL, Kim SH, Moon MK. Lipid Management in Korean People with Type 2 Diabetes Mellitus: Korean Diabetes Association and Korean Society of Lipid and Atherosclerosis Consensus Statement. Diabetes Metab J. Jan 2023;47(1):1-9. doi:10.4093/dmj.2022.0448

(6) Hamazaki T, Okuyama H, Ogushi Y, Hama R. Towards a Paradigm Shift in Cholesterol Treatment. A Re-examination of the Cholesterol Issue in Japan. Ann Nutr Metab. 2015;66 Suppl 4:1-116. doi:10.1159/000381654

(7) Lee YB, Koo M, Noh E, et al. Myocardial Infarction, Stroke, and All-Cause Mortality according to Low-Density Lipoprotein Cholesterol Level in the Elderly, a Nationwide Study. Diabetes Metab J. Sep 2022;46(5):722-732. doi:10.4093/dmj.2021.0225

（8）Johannesen CDL, Langsted A, Mortensen MB, Nordestgaard BG. Association between low density lipoprotein and all cause and cause specific mortality in Denmark: prospective cohort study. BMJ. Dec 8 2020;371:m4266. doi:10.1136/bmj.m4266

（9）田川 邦夫：からだの働きからみる代謝の栄養学．タカラバイオ；2003.

（10）日本糖尿病学会：科学的根拠に基づく糖尿病診療ガイドライン．南江堂；2013.

（11）Kadota A, Hozawa A, Okamura T, et al. Relationship between metabolic risk factor clustering and cardiovascular mortality stratified by high blood glucose and obesity: NIPPON DATA90, 1990-2000. Diabetes Care. Jun 2007;30(6):1533-8. doi:10.2337/dc06-2074

（12）Kokubo Y, Okamura T, Yoshimasa Y, et al. Impact of metabolic syndrome components on the incidence of cardiovascular disease in a general urban Japanese population: the suita study. Hypertens Res. Nov 2008;31(11):2027-35. doi:10.1291/hypres.31.2027

（13）厚生労働省：第6回特定健康診査・特定保健指導の在り方に関する検討会 https://www.mhlw.go.jp/stf/shingi2/0000123821.html.

（14）Calle EE, Thun MJ, Petrelli JM, Rodriguez C, Heath CW, Jr. Body-mass index and mortality in a prospective cohort of U.S. adults. N Engl J Med. Oct 7 1999;341

(15):1097-105. doi:10.1056/NEJM199910073411501

(15) Tsugane S, Sasaki S, Tsubono Y. Under- and overweight impact on mortality among middle-aged Japanese men and women: a 10-y follow-up of JPHC study cohort I. Int J Obes Relat Metab Disord. Apr 2002;26(4):529-37. doi:10.1038/sj.ijo.0801961

(16) Lenzer J. Why we can't trust clinical guidelines. BMJ. Jun 14 2013;346:f3830. doi:10.1136/bmj.f3830

(17) Ettehad D, Emdin CA, Kiran A, et al. Blood pressure lowering for prevention of cardiovascular disease and death: a systematic review and meta-analysis. Lancet. Mar 5 2016;387(10022):957-967. doi:10.1016/S0140-6736(15)01225-8

(18) Holleman F, Uijldert M, Donswijk LF, Gale EA. Productivity of authors in the field of diabetes: bibliographic analysis of trial publications. BMJ. Jul 1 2015;351:h2638. doi:10.1136/bmj.h2638

第3章

(1) Calle EE, Thun MJ, Petrelli JM, Rodriguez C, Heath CW, Jr. Body-mass index and mortality in a prospective cohort of U.S. adults. N Engl J Med. Oct 7 1999;341

(15):1097-105. doi:10.1056/NEJM199910073411501

（2） Landbo C, Prescott E, Lange P, Vestbo J, Almdal TP. Prognostic value of nutritional status in chronic obstructive pulmonary disease. Am J Respir Crit Care Med. Dec 1999;160(6):1856-61. doi:10.1164/ajrccm.160.6.9902115

（3） Gruberg L, Weissman NJ, Waksman R, et al. The impact of obesity on the short-term and long-term outcomes after percutaneous coronary intervention: the obesity paradox? Journal of the American College of Cardiology. 2002;39(4):578-584. doi:10.1016/s0735-1097(01)01802-2

（4） Global BMI Mortality Collaboration. Body-mass index and all-cause mortality: individual-participant-data meta-analysis of 239 prospective studies in four continents. Lancet. Aug 20 2016;388(10046):776-86. doi:10.1016/S0140-6736(16)30175-1

（5） Tamakoshi A, Yatsuya H, Lin Y, et al. BMI and all-cause mortality among Japanese older adults: findings from the Japan collaborative cohort study. Obesity (Silver Spring). Feb 2010;18(2):362-9. doi:10.1038/oby.2009.190

（6） Winter JE, MacInnis RJ, Wattanapenpaiboon N, Nowson CA. BMI and all-cause mortality in older adults: a meta-analysis. Am J Clin Nutr. Apr 2014;99(4):875-90. doi:10.3945/ajcn.113.068122

第4章

(1) Inoue M, Sobue T, Tsugane S, JPHC Study Group. Impact of body mass index on the risk of total cancer incidence and mortality among middle-aged Japanese: data from a large-scale population-based cohort study--the JPHC study. Cancer Causes Control. Sep 2004;15(7):671-80. doi:10.1023/B:CACO.0000036177.77953.47

(2) Fang X, Wei J, He X, et al. Quantitative association between body mass index and the risk of cancer: A global Meta-analysis of prospective cohort studies. Int J Cancer. Oct 1 2018;143(7):1595-1603. doi:10.1002/ijc.31553

(3) Sasazuki S, Inoue M, Tsuji I, et al. Body mass index and mortality from all causes and major causes in Japanese: results of a pooled analysis of 7 large-scale cohort studies. J Epidemiol. 2011;21(6):417-30. doi:10.2188/jea.je20100180

(4) Katanoda K, Hori M, Saito E, et al. Updated Trends in Cancer in Japan: Incidence in 1985-2015 and Mortality in 1958-2018-A Sign of Decrease in Cancer Incidence. J Epidemiol. Jul 5 2021;31(7):426-450. doi:10.2188/jea.JE20200416

(5) Duan P, Hu C, Quan C, et al. Body mass index and risk of lung cancer: Systematic review and dose-response meta-analysis. Sci Rep. Nov 19 2015;5:16938.

doi:10.1038/srep16938
（6）Shepshelovich D, Xu W, Lu L, et al. Body Mass Index (BMI), BMI Change, and Overall Survival in Patients With SCLC and NSCLC: A Pooled Analysis of the International Lung Cancer Consortium. J Thorac Oncol. Sep 2019;14(9):1594-1607. doi:10.1016/j.jtho.2019.05.031
（7）Otani T, Iwasaki M, Inoue M, Tsugane S for the Japan Public Health Center-based Prospective Study G. Body mass index, body height, and subsequent risk of colorectal cancer in middle-aged and elderly Japanese men and women: Japan public health center-based prospective study. Cancer Causes Control. Sep 2005;16(7):839-50. doi:10.1007/s10552-005-4573-z
（8）Karahalios A, English DR, Simpson JA. Weight change and risk of colorectal cancer: a systematic review and meta-analysis. Am J Epidemiol. Jun 1 2015;181(11):832-45. doi:10.1093/aje/kwu357
（9）Renfro LA, Loupakis F, Adams RA, et al. Body Mass Index Is Prognostic in Metastatic Colorectal Cancer: Pooled Analysis of Patients From First-Line Clinical Trials in the ARCAD Database. J Clin Oncol. Jan 10 2016;34(2):144-50. doi:10.1200/JCO.2015.61.6441
（10）Iwasaki M, Otani T, Inoue M, Sasazuki S, Tsugane S, Japan Public Health Center-

Based Prospective Study G. Body size and risk for breast cancer in relation to estrogen and progesterone receptor status in Japan. Ann Epidemiol. Apr 2007;17(4):304-12. doi:10.1016/j.annepidem.2006.09.003

(11) Chan DS, Vieira AR, Aune D, et al. Body mass index and survival in women with breast cancer-systematic literature review and meta-analysis of 82 follow-up studies. Ann Oncol. Oct 2014;25(10):1901-14. doi:10.1093/annonc/mdu042

(12) Jee SH, Sull JW, Park J, et al. Body-mass index and mortality in Korean men and women. N Engl J Med. Aug 24 2006;355(8):779-87. doi:10.1056/NEJMoa054017

(13) Nie W, Zhang Y, Jee SH, Jung KJ, Li B, Xiu Q. Obesity survival paradox in pneumonia: a meta-analysis. BMC Med. Apr 10 2014;12:61. doi:10.1186/1741-7015-12-61

(14) Gao M, Piernas C, Astbury NM, et al. Associations between body-mass index and COVID-19 severity in 6·9 million people in England: a prospective, community-based, cohort study. The Lancet Diabetes & Endocrinology. 2021;9(6):350-359. doi:10.1016/s2213-8587(21)00089-9

(15) Recalde M, Pistillo A, Fernandez-Bertolin S, et al. Body Mass Index and Risk of COVID-19 Diagnosis, Hospitalization, and Death: A Cohort Study of 2 524 926

Catalans. J Clin Endocrinol Metab. Nov 19 2021;106(12):e5030-e5042. doi:10.1210/clinem/dgab546

(16) Kang IS, Kong KA. Body mass index and severity/fatality from coronavirus disease 2019: A nationwide epidemiological study in Korea. PLoS One. 2021;16(6): e0253640. doi:10.1371/journal.pone.0253640

(17) Chun SY, Kim DW, Lee SA, et al. Does Diabetes Increase the Risk of Contracting COVID-19? A Population-Based Study in Korea. Diabetes Metab J. Dec 2020;44(6):897-907. doi:10.4093/dmj.2020.0199

(18) Tobias DK, Pan A, Jackson CL, et al. Body-mass index and mortality among adults with incident type 2 diabetes. N Engl J Med. Jan 16 2014;370(3):233-44. doi:10.1056/NEJMoa1304501

(19) Costanzo P, Cleland JG, Pellicori P, et al. The obesity paradox in type 2 diabetes mellitus: relationship of body mass index to prognosis: a cohort study. Ann Intern Med. May 5 2015;162(9):610-8. doi:10.7326/M14-1551

(20) Jung HH, Park JI, Jeong JS. Incidence of diabetes and its mortality according to body mass index in South Koreans aged 40-79 years. Clin Epidemiol. Dec 7 2017;9:667-678. doi:10.2147/CLEP.S146860

(21) Lee EY, Lee YH, Yi SW, Shin SA, Yi JJ. BMI and All-Cause Mortality in

Normoglycemia, Impaired Fasting Glucose, Newly Diagnosed Diabetes, and Prevalent Diabetes: A Cohort Study. Diabetes Care. Aug 2017;40(8):1026-1033. doi:10.2337/dc16-1458

(22) Park JH, Ha KH, Kim BY, Lee JH, Kim DJ. Trends in Cardiovascular Complications and Mortality among Patients with Diabetes in South Korea. Diabetes Metab J. Mar 2021;45(2):283. doi:10.4093/dmj.2021.0026

(23) Noto H, Tsujimoto T, Noda M. Significantly increased risk of cancer in diabetes mellitus patients: A meta-analysis of epidemiological evidence in Asians and non-Asians. Journal of Diabetes Investigation. Feb 20 2012;3(1):24-33. doi:10.1111/j.2040-1124.2011.00183.x

(24) Higgins V, Piercy J, Roughley A, et al. Trends in medication use in patients with type 2 diabetes mellitus: a long-term view of real-world treatment between 2000 and 2015. Diabetes Metab Syndr Obes. Nov 2016;9:371-380. doi:10.2147/DMSO.S120101

(25) Romero-Corral A, Montori VM, Somers VK, et al. Association of bodyweight with total mortality and with cardiovascular events in coronary artery disease: a systematic review of cohort studies. The Lancet. 2006;368(9536):666-678. doi:10.1016/s0140-6736(06)69251-9

（26）Aune D, Sen A, Norat T, et al. Body Mass Index, Abdominal Fatness, and Heart Failure Incidence and Mortality: A Systematic Review and Dose-Response Meta-Analysis of Prospective Studies. Circulation. Feb 16 2016;133(7):639-49. doi:10.1161/CIRCULATIONAHA.115.016801

（27）Rhee EJ, Kwon H, Park SE, et al. Associations among Obesity Degree, Glycemic Status, and Risk of Heart Failure in 9,720,220 Korean Adults. Diabetes Metab J. Aug 2020;44(4):592-601. doi:10.4093/dmj.2019.0104

（28）Itoh H, Kaneko H, Kiriyama H, et al. Reverse J-shaped relationship between body mass index and in-hospital mortality of patients hospitalized for heart failure in Japan. Heart Vessels. Mar 2021;36(3):383-392. doi:10.1007/s00380-020-01699-6

（29）Yatsuya H, Toyoshima H, Yamagishi K, et al. Body mass index and risk of stroke and myocardial infarction in a relatively lean population: meta-analysis of 16 Japanese cohorts using individual data. Circ Cardiovasc Qual Outcomes. Sep 2010;3(5):498-505. doi:10.1161/CIRCOUTCOMES.109.908517

（30）Huang K, Liu F, Han X, et al. Association of BMI with total mortality and recurrent stroke among stroke patients: A meta-analysis of cohort studies. Atherosclerosis. Oct 2016;253:94-101. doi:10.1016/j.atherosclerosis.2016.08.042

第5章

（1） Fontana L, Hu FB. Optimal body weight for health and longevity: bridging basic, clinical, and population research. Aging Cell. Jun 2014;13(3):391-400. doi:10.1111/acel.12207

（2） Kuriyama S, Tsuji I, Ohkubo T, et al. Medical care expenditure associated with body mass index in Japan: the Ohsaki Study. Int J Obes Relat Metab Disord. Aug 2002; 26(8):1069-74. doi:10.1038/sj.ijo.0802021

（3） Nakamura K, Okamura T, Kanda H, et al. Medical costs of obese Japanese: a 10-year follow-up study of National Health Insurance in Shiga, Japan. Eur J Public Health. Oct 2007;17(5):424-9. doi:10.1093/eurpub/ckl271

（4） Higgins V, Piercy J, Roughley A, et al. Trends in medication use in patients with type 2 diabetes mellitus: a long-term view of real-world treatment between 2000 and 2015. Diabetes Metab Syndr Obes. Nov 2016;9:371-380. doi:10.2147/DMSO.S120101

（5） 糖尿病データマネジメント研究会（JDDM）・各年度の平均HbA1c推移　http://jddm.jp/public-information/index-2021/

（6） Haimoto H, Watanabe S, Maeda K, Murase T, Wakai K. Reducing Carbohydrate from Individual Sources Has Differential Effects on Glycosylated Hemoglobin in Type 2 Diabetes Mellitus Patients on Moderate Low-Carbohydrate Diets. Diabetes & Metabolism Journal. 2020;45(3):390-403.doi:10.4093/dmj.2020.0033

（7） Cohen SS, Signorello LB, Cope EL, et al. Obesity and all-cause mortality among black adults and white adults. Am J Epidemiol. Sep 1 2012;176(5):431-42. doi: 10.1093/aje/kws032

（8） Tsugane S, Sasaki S, Tsubono Y. Under- and overweight impact on mortality among middle-aged Japanese men and women: a 10-y follow-up of JPHC study cohort I. Int J Obes Relat Metab Disord. Apr 2002;26(4):529-37. doi:10.1038/sj.ijo.0801961

（9） Sasazuki S, Inoue M, Tsuji I, et al. Body mass index and mortality from all causes and major causes in Japanese: results of a pooled analysis of 7 large-scale cohort studies. J Epidemiol. 2011;21(6):417-30. doi:10.2188/jea.je20100180

（10） Aune D, Sen A, Prasad M, et al. BMI and all cause mortality: systematic review and non-linear dose-response meta-analysis of 230 cohort studies with 3.74 million deaths among 30.3 million participants. BMJ. May 4 2016;353:i2156. doi:10.1136/bmj.i2156

(11) Kikuchi H, Inoue S, Lee IM, et al. Impact of Moderate-Intensity and Vigorous-Intensity Physical Activity on Mortality. Med Sci Sports Exerc. Apr 2018;50(4):715-721. doi:10.1249/MSS.0000000000001463

(12) Lear SA, Hu W, Rangarajan S, et al. The effect of physical activity on mortality and cardiovascular disease in 130 000 people from 17 high-income, middle-income, and low-income countries: the PURE study. The Lancet. Dec 2017;390(10113):2643-2654. doi:10.1016/S0140-6736(17)31634-3

(13) Sotos-Prieto M, Bhupathiraju SN, Mattei J, et al. Association of Changes in Diet Quality with Total and Cause-Specific Mortality. N Engl J Med. Jul 13 2017;377(2):143-153. doi:10.1056/NEJMoa1613502

(14) Kurotani K, Akter S, Kashino I, et al. Quality of diet and mortality among Japanese men and women: Japan Public Health Center based prospective study. BMJ. Mar 22 2016;352:i1209. doi:10.1136/bmj.i1209

(15) Veronese N, Li Y, Manson JE, Willett WC, Fontana L, Hu FB. Combined associations of body weight and lifestyle factors with all cause and cause specific mortality in men and women: prospective cohort study. BMJ. Nov 24 2016;355:i5855. doi:10.1136/bmj.i5855

第6章

（1）Twig G, Afek A, Shamiss A, et al. Adolescence BMI and trends in adulthood mortality: a study of 2.16 million adolescents. J Clin Endocrinol Metab. Jun 2014;99(6):2095-103. doi:10.1210/jc.2014-1213
（2）ダイエル・E・リーバーマン．人体６００万年史．早川書房; 2015.
（3）Aune D, Saugstad OD, Henriksen T, Tonstad S. Maternal body mass index and the risk of fetal death, stillbirth, and infant death: a systematic review and meta-analysis. JAMA. Apr 16 2014;311(15):1536-46. doi:10.1001/jama.2014.2269
（4）Qizilbash N, Gregson J, Johnson ME, et al. BMI and risk of dementia in two million people over two decades: a retrospective cohort study. The Lancet. Diabetes & Endocrinology. Jun 2015;3(6):431-436. doi:10.1016/S2213-8587(15)00033-9
（5）Nordestgaard LT, Tybjærg-Hansen A, Nordestgaard BG, Frikke-Schmidt R. Body Mass Index and Risk of Alzheimer's Disease: A Mendelian Randomization Study of 399,536 Individuals. J Clin Endocrinol Metab. Jul 1 2017;102(7):2310-2320. doi:10.1210/jc.2017-00195
（6）Qu Y, Hu HY, Ou YN, et al. Association of body mass index with risk of cognitive

impairment and dementia: A systematic review and meta-analysis of prospective studies. Neurosci Biobehav Rev. Aug 2020;115:189-198. doi:10.1016/j.neubiorev.2020.05.012

（7）Nanri A, Mizoue T, Takahashi Y, et al. Weight change and all-cause, cancer and cardiovascular disease mortality in Japanese men and women: the Japan Public Health Center-Based Prospective Study. Int J Obes (Lond). Feb 2010;34(2):348-56. doi:10.1038/ijo.2009.234

（8）Saito I, Konishi M, Iso H, Inoue M, Tsugane S. Impact of weight change on specific-cause mortality among middle-aged Japanese individuals. J Epidemiol Community Health. Jun 2009;63(6):447-54. doi:10.1136/jech.2008.082065

（9）Cho IJ, Chang HJ, Sung JM, Yun YM, Kim HC, Chung N. Associations of changes in body mass index with all-cause and cardiovascular mortality in healthy middle-aged adults. PLoS One. 2017;12(12):e0189180. doi:10.1371/journal.pone.0189180

（10）Peter RS, Föger B, Concin H, Nagel G. Effect of Secular Trend, Age, and Length of Follow-up on Optimum Body Mass Index From 1985 Through 2015 in a Large Austrian Cohort. J Epidemiol. Dec 5 2021;31(12):601-607. doi:10.2188/jea.JE20200012

第7章

（1）Berg J M, Tymoczko JL, Stryer L. ストライヤー生化学　第7版．東京化学同人;2013.

（2）Christensen L, Roager HM, Astrup A, Hjorth MF. Microbial enterotypes in personalized nutrition and obesity management. Am J Clin Nutr. Oct 1 2018;108(4):645-651. doi:10.1093/ajcn/nqy175

（3）Cederholm T, Jensen GL, Correia MITD, et al. GLIM criteria for the diagnosis of malnutrition - A consensus report from the global clinical nutrition community. Clin Nutr. Feb 2019;38(1):1-9. doi:10.1016/j.clnu.2018.08.002

（4）Johansson H, Kanis JA, Odén A, et al. A meta-analysis of the association of fracture risk and body mass index in women. J Bone Mineral Res. Jan 2014;29(1):223-33. doi:10.1002/jbmr.2017

（5）Colin-Ramirez E, Sepehrvand N, Rathwell S, et al. Sodium Restriction in Patients With Heart Failure: A Systematic Review and Meta-Analysis of Randomized Clinical Trials. Circ Heart Fail. Jan 2023;16(1):e009879. doi:10.1161/CIRCHEARTFAILURE.122.009879

（6）Filippini T, Malavolti M, Whelton PK, Naska A, Orsini N, Vinceti M. Blood Pressure Effects of Sodium Reduction: Dose-Response Meta-Analysis of Experimental Studies. Circulation. Apr 20 2021;143(16):1542-1567. doi:10.1161/CIRCULATIONAHA.120.050371

（7）Dehghan M, Mente A, Zhang X, et al. Associations of fats and carbohydrate intake with cardiovascular disease and mortality in 18 countries from five continents (PURE): a prospective cohort study. Lancet. Nov 4 2017;390(10107):2050-2062. doi:10.1016/S0140-6736(17)32252-3

（8）Wakai K, et al. Dietary intakes of fat and total mortality among Japanese populations with a low fat intake: The Japan Collaborative Cohort (JACC) Study. Nutr Metab(Lond). Mar 6 2014;11(1):12.doi:10.1186/1743-7075-11-12.

（9）田川 邦夫．からだの働きからみる代謝の栄養学．タカラバイオ；2003.

（10）Li J, Guasch-Ferré M, Li Y, Hu FB. Dietary intake and biomarkers of linoleic acid and mortality: systematic review and meta-analysis of prospective cohort studies. Am J Clin Nutr. Jul 1 2020;112(1):150-167. doi:10.1093/ajcn/nqz349

（11）Naghshi S, Aune D, Beyene J, Mobarak S, Asadi M, Sadeghi O. Dietary intake and biomarkers of alpha linolenic acid and risk of all cause, cardiovascular, and cancer mortality: systematic review and dose-response meta-analysis of cohort studies.

BMJ. Oct 13 2021;375:n2213. doi:10.1136/bmj.n2213

第8章

(1) Marshall BJ, Warren JR. Unidentified curved bacilli in the stomach of patients with gastritis and peptic ulceration. Lancet. Jun 16 1984;1(8390):1311-5. doi:10.1016/s0140-6736(84)91816-6

(2) Uemura N, Okamoto S, Yamamoto S, et al. Helicobacter pylori infection and the development of gastric cancer. N Engl J Med. Sep 13 2001;345(11):784-9. doi:10.1056/NEJMoa001999

(3) Katanoda K, Hori M, Saito E, et al. Updated Trends in Cancer in Japan: Incidence in 1985-2015 and Mortality in 1958-2018-A Sign of Decrease in Cancer Incidence. J Epidemiol. Jul 5 2021;31(7):426-450. doi:10.2188/jea.JE20200416

ブックデザイン　中川真吾

灰本元（はいもと・はじめ）
内科医、医学博士。山口県生まれ。1978年名古屋大学医学部卒業後、関東逓信病院（現NTT東日本関東病院）、名古屋大学医学部第一病理学教室、愛知県がんセンター研究所などを経て、1991年、愛知県春日井市に灰本クリニックを開業。「食と病気」についての研究と啓蒙のために2011年、NPO法人日本ローカーボ食研究会を設立。診療の特徴は高血圧と心血管障害の管理、癌の診断とその栄養治療、ゆるやかな糖質制限食による糖尿病治療など。糖質制限食について多くの学術論文を海外専門誌に発表し、自治医科大学の高血圧コホート研究に参加している。共著に『正しく知る糖質制限食』。

50歳《さい》を過《す》ぎたら ダイエットしてはいけない
メタボの嘘《うそ》と肥満《ひまん》パラドックスの真実《しんじつ》

2023年9月30日　第１刷発行

著　　者　灰《はい》本《もと》元《はじめ》
発 行 者　松井一晃
発 行 所　株式会社 文藝春秋
〒102-8008 東京都千代田区紀尾井町3-23
電話 03-3265-1211（代表）
印刷製本　大日本印刷
組　　版　エヴリ・シンク

ISBN 978-4-16-391757-3　Printed in Japan